名医が伝えるシリーズ

アキレス腱断裂の治療

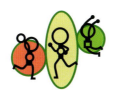

運動と医学の出版社

内山 英司

稲波脊椎・関節病院副院長（スポーツ関節センター長）
元・関東労災病院 スポーツ整形外科部長

緒　言

この書籍の意味づけ

　この書籍は、基本的な概略を網羅した教科書的な内容にしようとはしていません。**私自身の経験とそれに基づく改良、実際に行ってきた手術・リハビリ・管理、そして結果を1冊の書籍としてまとめ上げたものです。**臨床の現場で積み重ねた経験を記録した書籍こそ、医療現場で患者に尽力する人のために有用だと私は思っています。そして、この書籍がアキレス腱断裂に限らず、より質の高い医療の発展に役立つと私は信じています。

探求の道のりの始まり

　アキレス腱断裂は、スポーツ外傷の代表的なもので、年齢や競技レベルに関係なくスポーツ動作で受傷することが多い疾患です。一般に中高年に好発すると言われていますが、当科35年間の統計では13歳から発生し、単年齢別の発生をみると28歳、30歳、42歳が最も多く見られます。また大学在学の20歳の発生も多く、スポーツ活動が最も盛んな若年アスリートにも多く発生しています。

　さらに高齢者では階段を踏み外すなどの日常生活動作でも受傷することがあり、かなり広い範囲で発生し、受傷時の活動性の程度も様々です。このため患者に応じて治療方法を選択すべきという意見もありますが、具体的な指針はありません。この意見の背景には、従来の手術治療と保存治療との優劣につき議論が続けられる中、未だ一定の見解が得られていないという認識が影響しています。

　筆者が医師になった30年以上前には、アキレス腱断裂の治療は、保存治療でも、どんな手術治療でもアキレス腱は連続し長期成績は変わらないと言われていました。そのため、若手医師の手術治療で十分であるとの位置づけとなっており、先輩から口述指導された内容で治療していました。確かに伝え聞いた治療方法でアキレス腱は連続するので、指導的立場になると手術は若手医師にそのまま伝え任せていました。普遍的な治療方法といえるほどであるため、現在もおよそ大学病院での研究的治療とはなりえず、どこの市中病院でもごく当たり前のように治療が行われています。また保存治療でも連続することから、整骨院でも治療が行われているのが現状です。

　このようにアキレス腱断裂に関しては、研究対象とは考えられないためか治療の進歩がほとんどなく、現在も一般的な治療は筆者が医師になった

30年以上前の治療が継続されていることが多いようです。筆者が勤務した幾つかの一般病院では年間5例ほどで、中高年のスポーツ愛好家がほとんどでした。そのためスポーツ復帰時期を特に早期に希望することもないので、軽い走行が可能となれば、その後の治療指針はなく、通院は終了していました。

　1997年にアスリートの治療が専門である関東労災病院スポーツ整形外科部長に就任しました。この施設では可能な限り早期復帰を希望する選手が対象です。そのため復帰に伴う練習強度の調整や、復帰時期の見通しを立てることが重要な要素でしたが、当時は暗中模索の状態から始まっています。ここから、筆者の終えることのない探求の道のりが始まり、アキレス腱断裂の治療は大きな変遷を遂げることとなります。

2016年1月吉日

編集者／執筆
稲波脊椎・関節病院副院長　内山　英司
元関東労災病院スポーツ整形外科部長

発刊に寄せて

　本書籍は弊社が内山英司先生に数年にわたり依頼し続け、先生は多忙な中、社会に寄与する書籍ならば、と快諾して頂き茲に発刊することが出来た書籍です。著者である内山英司先生は関東労災病院のスポーツ整形外科を永年に渡り発展させた優れた臨床医です。さらに 2015 年には稲波脊椎・関節病院の副院長としてご就任され、この書籍のタイトルにもある「名医」と呼ばれるに相応しい医師として否定するものは誰もいないでしょう。

　整形外科医としての称賛される臨床数もさることながら、アキレス腱断裂の治療において関東労災病院スポーツ整形外科では多数の手術を施行しています。この臨床の中には、日本を代表するような各分野のスポーツ選手や著名人も含まれています。何故、これだけの人が内山英司先生に、ご自分の大切な体の治療を託されるのでしょうか。その答えはこの書籍を読み進めることにより、読者の方々それぞれの御納得の答えが見つかるものと確信しております。さらに、この書籍は医療関係者だけではなく、アキレス腱断裂で悩まれている多くの患者さんはもちろん、その家族の方々への術後の日々の生活への安心感も生まれるはずです。

　弊社編集部では本書を企画する際、内山英司先生に無理ともいえる三つのお願いをしました。そして、先生はそれを快く受け入れてくれました。その三つのお願いを以下に記します。

　一つ、本書は、疾患別の治療の概要を網羅した教科書的な書籍にすることを目的にしておりません。医療最先端の名医が臨床に即した実際の臨床を描いた書籍にしたいと編集部は考えております。すなわち本当の意味で、医療の現場で働く人と患者様に役立つ書籍を目標としております。書籍全体を通じ、読んだ方が必ず現場で役立ち、その後の生活に安心感を得られる内容に仕上げて下さい。

　二つ、一般にアキレス腱断裂の治療は、「つながることが治療の成功」と考えられていると思われます。しかし本当の成功は、この概念に留まらないはずです。このため、本当の意味で患者様とそのご家族が満足する本当の成功が何かを伝えられる内容に仕上げて下さい。

　三つ、そして最後に上記二点を満たすために、アキレス腱断裂の治療における最高の名医が辿ってきた変遷と研鑽を伝える内容に仕上げて下さい。

　以上が、我々が内山英司先生にしたお願いです。そして、内山英司先生は見事に我々のお願いを満たす書籍執筆をしていただきました。

　発刊させて頂いた弊社としましては、内山先生の大切な時間を執筆頂いたことはもちろん、この書籍を発刊に至るまでの編集部からの煩雑なお問

い合わせにも丁寧なご対応を頂き、本心より感謝申しあげます。
　この書籍がアキレス腱断裂の治療はもちろん、様々な疾患における医療の発展にすこしでも永く貢献できれば大変嬉しく思っております。

2016年8月吉日
株式会社運動と医学の出版社
代表取締役　林 福政

本書の特徴と使い方

■ 余白について

本書では、本文の右側に余白枠を設けています。この余白枠をメモとして使用したり、付箋を貼るスペースとして利用するなど読者に適した使用方法で使って頂きたいと考えています。また、本文中の用語で説明が必要と思われたものについては、余白枠にその用語の説明文をわかりやすく記載しております。

用語説明文
本文中の用語で説明が必要と思われたものについて掲載しています。

余白枠
空白部分はメモ、付箋を貼るスペース等、読者ごとの使用方法でご利用ください。

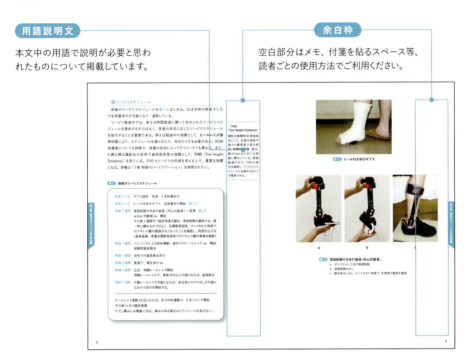

映像
本書では、内容をより分かりやすくお伝えするために、映像をいくつかご用意しております。詳細につきましては、Web動画のページをご参照ください。

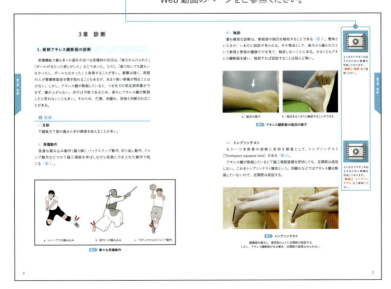

アキレス腱断裂の治療 WEB動画視聴方法

この度は「アキレス腱断裂の治療」ご購読ありがとうございます。本文に掲載されているWEB動画視聴方法は以下のURLからアクセスしてください。

http://mm-lecture.com/achilles58u2c

レクチャーサイト下部にある「ユーザー登録ページへ」からユーザー登録を行ってください。ユーザー登録していただいた方にはinfo@motion-medical.co.jp よりメールが届きます。メール内に記載してあるログインパスワードでログインしていただくとWEB動画をご覧いただけます。

スマートフォンサイト

スマートフォンからのアクセスはこちらから。

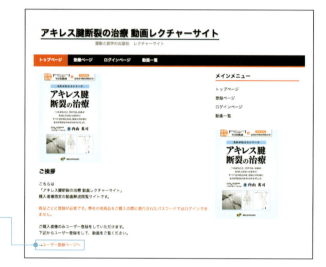

ユーザー登録

リンク先からユーザー登録を行って下さい。

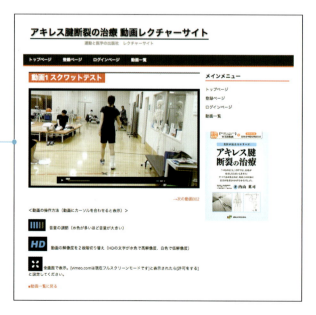

WEB動画

ユーザー登録後、発行されたログインパスワードでログインしていただくとWEB動画をご覧いただけます。

目　次

《名医が伝えるシリーズ》アキレス腱断裂の治療

緒言

第1章　筆者の治療の変遷

1. 過去の治療方法 ……………………………………………………………… 2
2. 改良の必要性を感じたきっかけ …………………………………………… 3
   ❶ ある御夫婦の手術治療との出会い（早期荷重の必要性）………………… 3
   ❷ 初めての再断裂（確実な治癒の必要性）………………………………… 4
   ❸ 膝蓋腱断裂の手術（縫合法のヒント）…………………………………… 4
   ❹ 保存治療後のアキレス腱弛緩例（筋腱長の調節）……………………… 5
   　【MEMO】患者からの手紙 ………………………………………………… 6
3. 改良の概要 …………………………………………………………………… 8
   ❶ 筋腱長の統一した調整 …………………………………………………… 8
   ❷ 腱の固定性の強化 ………………………………………………………… 9
   　【MEMO】筋腱長の調整について ………………………………………… 10

第2章　統計・疫学

1. 過去の年齢別外来受診者数 ………………………………………………… 14
2. 当院における手術件数推移 ………………………………………………… 14
3. 年齢別手術件数 ……………………………………………………………… 15
4. スポーツ種目別手術件数 …………………………………………………… 16
5. 種目別年齢分布と受傷時の特徴 …………………………………………… 17
   ❶ サッカー・フットサル …………………………………………………… 17
   ❷ バスケットボール ………………………………………………………… 18
   ❸ テニス ……………………………………………………………………… 19
   ❹ バレーボール ……………………………………………………………… 20
   ❺ バドミントン ……………………………………………………………… 21
   ❻ 剣道 ………………………………………………………………………… 22
6. 年代別受傷種目 ……………………………………………………………… 23
   ❶ 10代の受傷種目 …………………………………………………………… 23
   ❷ 45歳以上の受傷種目 ……………………………………………………… 23

- 7．高い運動レベルでの受傷種目 ── 24
- 8．時期別発生頻度 ── 25
- 9．左右差の検討 ── 26
- 10．性別 ── 27

第3章　診　断

- 1．新鮮アキレス腱断裂の診断 ── 30
  - ❶ 診断 ── 30
  - ❷ 特徴的所見 ── 33
  - ❸ 誤診の要因 ── 34
  - ❹ 症例 ── 35
- 2．陳旧性アキレス腱断裂の診断 ── 36
  - ❶ 診断 ── 36
  - ❷ 特徴的所見 ── 36
  - ❸ 鑑別診断 ── 37
  - ❹ 再断裂の診断 ── 37
  - ❺ 症例 ── 38

第4章　アキレス腱断裂の治療

- 1．手術治療と保存治療 ── 44
  - ❶ 根本的な相違 ── 44
  - ❷ リハビリテーションプログラムの比較 ── 45
  - ❸ 保存治療の疑問点 ── 47
  - ❹ 適応 ── 48
    - 【MEMO】骨折治療の考え方 ── 48
  - ❺ 症例 ── 49
- 2．従来の手術との比較 ── 49
- 3．高齢者の治療 ── 50
  - ❶ 症例 ── 51
- 4．深部静脈血栓症 ── 52
  - 【MEMO】アキレス腱断裂における深部静脈血栓 ── 52

第5章　筆者の行っている手術治療

- 1．アキレス腱縫合術I　Half-Mini-Bunnell法（HMB法：内山法） ── 56

- ❶ 適応 ··· 56
- ❷ 手術時期 ··· 56
- ❸ 麻酔 ··· 56
- ❹ 手術方法 ··· 56
- ❺ 手術時のコツと要点 ·· 61
- ❻ リハビリスケジュール ··· 62
- ❼ 術後成績（達成率）··· 64

2．アキレス腱再建術I　遊離腓腹筋腱膜弁形成術
Reversed-Free-Tendon-Flap 法（RFTF 法） ─────────── 70

- ❶ 適応 ··· 71
- ❷ 手術時期 ··· 71
- ❸ 麻酔 ··· 71
- ❹ 手術方法 ··· 71
- ❺ 手術時のコツと要点 ·· 73
- ❻ リハビリスケジュール ··· 74
- ❼ 術後成績（達成率）··· 74
- ❽ 症例 ··· 74

3．アキレス腱再建術II　踵骨骨孔作成を伴う半腱様筋腱移植法 ─── 76

- ❶ 適応 ··· 76
- ❷ 麻酔 ··· 76
- ❸ 手術方法 ··· 76
- ❹ リハビリスケジュール ··· 78
- ❺ 症例 ··· 78

4．アキレス腱再建術III　広範囲な欠損例に対する半腱様筋腱移植法 ─ 80

- ❶ 適応 ··· 80
- ❷ 麻酔 ··· 80
- ❸ 手術方法 ··· 80
- ❹ リハビリスケジュール ··· 80
- ❺ 症例 ··· 81

5．再建術から発展した新たな縫合法 アキレス腱縫合術II
Modified-Half-Mini-Bunnell 法（Mo-HMB 法） ─────────── 84

- ❶ 改良の視点と適応 ·· 84
- ❷ 手術時期 ··· 85
- ❸ 麻酔 ··· 85
- ❹ 手術方法 ··· 86

❺ リハビリスケジュール ・・ 86
❻ 術後成績（達成率） ・・ 86

第6章　術後感染

1．感染予防方法 ・・ 92
❶ 新鮮例消毒 ・・・ 92
❷ 陳旧例消毒 ・・・ 92
2．当科の手術後感染率 ・・ 93
3．新鮮縫合後の感染に対する処置 ・・・ 94
❶ 処置 ・・ 94
4．再建後の感染に対する処置 ・・・ 94
❶ 処置 ・・ 94
❷ 症例（移植腱を除去した例） ・・・ 95
5．他院での縫合術後の残留糸に感染が生じていた例 ・・・・・・・・・・・・・・・・・・・・・・ 95

第7章　術後リハビリテーション

1．アキレス腱断裂に対する術後のリハビリテーションの考え方 ・・・・・・・・・・・ 100
❶ 縫合腱の保護について ・・・ 100
❷ 荷重について ・・・ 101
❸ 可動域 ex. について ・・・ 101
❹ 筋力 ex. について ・・・ 102
❺ 再断裂回避について ・・・ 103
❻ 各種動作の開始時期について ・・・・・・・・・・・・・・・・・・・・・・・・・・・・・・・・・・・・・・・ 104
2．アキレス腱断裂に対する術後のリハビリテーションの実際 ・・・・・・・・・・・・・ 104
術後1日〜 ・・ 104
術後4日〜 ・・ 106
術後12日〜 ・・・ 106
・組織間の滑走を促す徒手療法 ・・・・・・・・・・・・・・・・・・・・・・・・・・・・・・・・・・・・・・・ 109
・膝屈曲位での足関節自動運動 ・・・・・・・・・・・・・・・・・・・・・・・・・・・・・・・・・・・・・・・ 110
・足趾の自動抵抗運動 ・・・ 111
・圧迫パッド ・・ 111
術後3週間〜 ・・ 113
術後4週間〜 ・・ 114
術後5週間〜 ・・ 115

術後 8 週間〜 ………………………………………………………… 116
　　　術後 10 週間〜 ………………………………………………………… 117
　　　術後 12 週間〜 ………………………………………………………… 118
　　　術後 4 ヶ月間〜 ………………………………………………………… 120
　　　術後 5 ヶ月間〜 ………………………………………………………… 121

第8章　再断裂

1．再断裂例の内訳 ───────────────────────── 124
　❶ 当院での再断裂 …………………………………………………… 124
　❷ 他施設での再断裂 ………………………………………………… 125

2．再断裂の時期に分けた検討 ─────────────────── 125
　❶ 保護期早期の再断裂（術後5週から6週）……………………… 126
　❷ ADL 獲得期の再断裂（術後5週から8週）……………………… 126
　❸ 活動性向上期の再断裂（術後9週から16週）…………………… 126
　❹ スポーツ復帰後の再断裂（術後18週から25週）……………… 126

3．考察 ─────────────────────────────── 127
　❶ 保護期早期および ADL 獲得期の再断裂について …………… 127
　❷ 活動性向上期の再断裂について ………………………………… 128
　❸ スポーツ復帰後の再断裂について ……………………………… 130

4．まとめ ────────────────────────────── 130

特別収録

　筆者が行った希少な腱縫合についての最新治療報告 ……………………… 133

《第1章》
筆者の治療の変遷

1. 過去の治療方法 ・・・・・・・・・・・・・・・・・・ P2

2. 改良の必要性を感じたきっかけ ・・・・・・ P3

3. 改良の概要 ・・・・・・・・・・・・・・・・・・・・・・ P8

第1章 筆者の治療の変遷

1. 過去の治療方法

　医師になり、アキレス腱断裂患者が受診すると、先輩から手術方法と後療法を教わった。最初の手術方法は Bunnell 法（図1-a）であった[1]。また Kirchmayer 法（図1-b）も行った。その数例後からは、やはり先輩の伝授で Double Tsuge 法 + Circumferance suture 法（図1-c）を行っていた。当時手術書といえば Cambell 手術手技書[2]で、他に詳細な手術手引き書といえるものはなく、手術後にはそっとギプス固定するというものであった。これらの手術では固定性はそれほど強くなく、手術直後にトンプソンテストでの反応を確認するようなことはとてもできなかった。後療法も、先輩の伝授法であった。2週間のギプス固定後、抜糸し歩行ギプスとして部分荷重を開始し、術後4週でシャーレに変更して、ROM ex.、全荷重歩行が開始された。

図1　筆者が最初に行ったアキレス腱の手術法

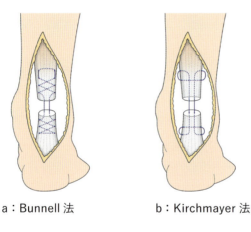

a：Bunnell 法　　　b：Kirchmayer 法

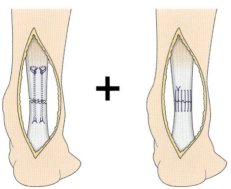

c：Double Tsuge 法 + Circumferance suture 法

すなわち全荷重、ROM ex. は術後4週後から開始し、6週にはシャーレは除去し、踵がある安定した靴の使用を勧める程度で、ROMがなんとなく改善したら、軽く走るというものであった。一旦走行が確認されたら、その後の指標は特に提示できないので、患者はほとんど受診しなくなっていた。当時は予約制ではないので、経過観察は「2週後に受診してください」という程度であるため、医師から特に指示が出なくなれば、自然に受診しなくなるというものであった。

指導医的な立場になると、この方式を後輩に伝授し、若手医師の初期手術として扱ってきた。一般的には、現在も多くの施設で同様に簡単な手術の代表として位置づけられていると思われる。当時、保存治療でも、どんな手術でもたいして成績は変わらず、「治るよ」といわれ、多くの人がその言葉を信じていた。もちろん、筆者も同様であった。手術をしても全荷重は術後4週からで、固定の除去も6週である。保存治療は6週間の松葉杖歩行、6週後より装具といわれていた。手術の方が早期に荷重歩行できるとしても、保存治療の方が約1.5倍程度の期間である。保存治療は直ちに治療開始可能であることに比べ、手術治療は数日から1週間程度待機することを思えば、治療期間はあまり変わらないことになる。筆者も保存治療を行った経験があり、アキレス腱を連続させるという治療であれば、確かにどちらの治療方法でも大した違いはないといえる。

しかし、そうは言っても当時から再断裂の頻度が低いという理由で、患者が保存治療を希望しなければ手術治療を優先して行っていた。

2. 改良の必要性を感じたきっかけ

1997年に関東労災病院スポーツ整形外科の部長に就任したことから、アスリートの治療に特化して携わることとなった。どのようにリハビリを進め、どの時期に復帰が可能となるかを提示することが重要で、今までの対応ではとても選手の期待に応えられないので苦慮していた。

❶ ある御夫婦の手術治療との出会い（早期荷重の必要性）

ある時バスケットを愛好するご夫婦で、奥さんがACL断裂の再建術を行ったのとほぼ同じ時期に、ご主人のアキレス腱断裂手術を行った。荷重機能とは直接関係のない同じ軟部組織の手術であり、手術の難易度からすれば、ACL再建の方が相当に難易度が高いにもかかわらず、その後の経過ではACL再建の方が早期に松葉杖が取れていた。すなわち当時のACL再建

は 2 週で全荷重、それに比べアキレス腱は術後 4 週で全荷重と、歩行保護期間にかなりの差があった。これは大きな疑問であり、とても不自然に感じた。手術後は何とか早く荷重できないものか。保護期間に差があるのに本当に保存治療でも手術治療でも成績に差がないのか、疑問に感じざるを得なかった。

　実は元々アキレス腱手術は好きになれなかった。それは手術方法がいかにも達成感のないことにある。腱の修復術であるが、骨折手術の解剖学的整復に基づく強化な固定に比べると、いかにもラフな手術である。腱に絡めた糸でなんとなく断端を引き寄せておけばよいというもので、取り立てて手術のポイントとなるものがない。手術後はギプスで固めて、その後ゆっくり可動域の回復を待つという程度である。

　当時から手術終了時、「よし上手くできた」という感覚を感じない手術だなと漠然と感じていた。Double Tsuge 法で引き寄せても、どうしても結節状態になることは避けられず、Circumferance suture 法と言っても、実際は結節状態を可及的にまとめる程度であった。要は腱膜で覆えるように、断裂した腱がはみ出ないようにすることである。縫合の緊張程度も「この程度」といったなんとなくの根拠のない勘だよりであった。ただしこの勘だよりが、手術後の可動域の回復を良好にする唯一手術の上手さの基準ともいえた。

　このように手術の達成感を感じられないため、繰り返し行う魅力を得ることができず、好きになれない手術方法であった。年長になるにつけ、その後は簡単なことを理由に、若手医師の研修用手術手技としていた。それでも特に問題はなく、アキレス腱は予定通り連続して治癒していた。

❷ 初めての再断裂（確実な治癒の必要性）

　漠然と改良できればと思いながらいた時期に、尊敬する先輩医師からの紹介で社会的地位の高い人物のアキレス腱断裂手術を行った。その結果初めて再断裂に直面した。術後 10 週で床につまずき受傷するというあっけないほどの軽微な外力で再断裂してしまった。これもきっかけとなり、アキレス腱縫合術に対する改善策を意識しだした。

❸ 膝蓋腱断裂の手術（縫合法のヒント）

　たまたま膝蓋腱断裂の手術も経験した。本来、板状の膝蓋腱を一本の糸で縫合すれば、縫合部は棒状で結節状態になってしまう。当時よりアキレス腱断裂手術に対するMarti法[1]（図2）は知っていたので、それを参考に数本の糸で上下に引き寄せる縫合にしたところ、膝蓋腱が滑らかな形状に縫合ができたことも参考になった。

　その後、このことが解剖学的にアキレス腱を修復するための大きなヒントとなり、アキレス腱縫合術にも応用できることが分かった。

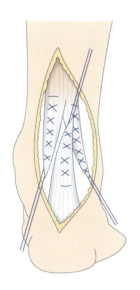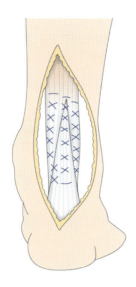

図2 ▶ Marti法

❹ 保存治療後のアキレス腱弛緩例（筋腱長※1の調節）

　保存治療後、アキレス腱が弛緩し、筋力低下が顕著で、ヒールレイズが不能となった患者に出会った（次頁 MEMO 参照）。治療としてアキレス腱を短縮すればよいと判断したものの、どの程度短縮すればよいかが全く分からなかった。

　手術では筋腹の位置を考慮して、どうにか健側と同等の位置となるように短縮を行った。しかしその後の経過を見るうちに、その短縮の程度はやや不十分であったことが分かった。このことは、筋腱長を決定するための基準が必要だと考えるきっかけとなった。その後、試行錯誤を繰り返す中で、腹臥位での腱側自然下垂の底屈角度が最も参考になると判明した（図3）。

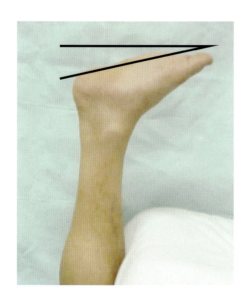

図3 ▶ 腹臥位自然下垂底屈角度
健側の腹臥位自然下垂底屈角度が最も参考になることが分かった．

※1 筋腱長
筋と腱を合わせた長さのこと。アキレス腱断裂の治療では、そのリハビリテーションも含めて適正な筋腱長に仕上げることが極めて重要である。

【MEMO】患者（職業：船舶設計技師）からの手紙

以下は前述患者様から術後に頂いた手紙である。この1通の手紙が私のアキレス腱断裂の治療に大きな影響を与えたため、下記にその一部を掲載したい。

　小生は腱を1.5cmの短縮をお願いしていましたが、結果的には2cm短縮でも良かったなと思っています。これは決して先生を非難しているのではありません。（自らの実感として常に張力を与えていないと筋肉は退化してしまうように感じています。ジョギング以上は困難で、歩行も意識して左足を使わないと右足が主な歩き方になってしまいます）。以前お話ししたように短いものは伸びるが伸びたものは縮まらないという実感です。

　自らの左足アキレス腱を顧みて小生にとって初めてのアキレス腱断裂で、自らの知識が乏しかったことと、先生のような良い医師に出会えなかったことが、取り返し難いハンデを負ってしまったと、今でも悔やまれます。剣道練習中にアキレス腱断裂であろうと思った。救急病院に運んでもらったが、若い当直の医師（内科医とのこと）は、足首をもって「捻挫でしょう」とのこと。全く足首が動かず、素人でもアキレス腱断裂と分かるにもかかわらず。

　次の不運が翌朝自宅近くの開業医（整形外科）に行ったこと。ここではすぐに腱断裂との診断で、やれやれと一安心したものの「手術しなくても直りますよ」と言われ、当時業務多忙であったため、2日間会社を休んだだけで、ギブスのまま会社へ出勤してしまった。開業医がそうして良いというので。この時点で弟（外科医）に相談しておけばよかったと悔やみます。

　固定除去後、まもなく腱が木の根のように下方に伸びて踵につながってしまったと感じました。しかし、当の開業医は「足首がよく伸びる。順調ですよ」との言。小生は「伸びて順調ではなく、ふくらはぎの筋肉が上に縮んでしまっていて弛んでしまっている。力が入らない」と訴えたが、理解してもらえませんでした。その後何回も通ってリハビリ的な事をしたが全く、こちらの説明が通じないので止めました。

　内山先生に説明したように「バネは縮んだまま、腱が伸びて接続している感じ」

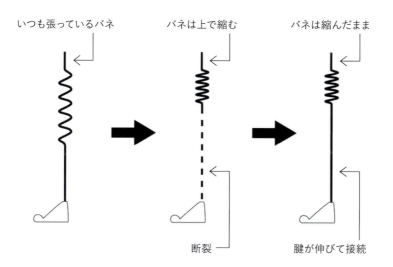

図4 実際に患者が記したイラスト

　この状態が再手術前の実感です。現在もこの感じは術後改善はあるものの今も残っています。
　ふくらはぎの筋肉は上で縮んだままの感覚です。従って日常生活でも力が入らず筋肉は退化してます。
　左足が軸足であったので、かつては右足より左足の方が太く強かったですが、現在の左足ふくらはぎの筋肉の量は右足の5割（触ってみて）位に減っていると思います。

● 内山先生へのお願い
1) 上記で繰り言をくだくだと述べましたが、小生のような不運な患者の再発を少しでも防ぐため、いい加減な「ギプスによる処置」をぜひ止めるよう教宣していただきたい。
2) 小生のように腱が長目で筋肉がたるんだ状態の人に有効なリハビリ方法はあるのでしょうか？ 無いでしょうね。
3) 再々手術（さらに腱を縮める）は考えられますか？ 考えない方が良いですか？

　以上、久し振りに悩みを文章にしてみて、やや爽やかな気持ちです。再手術していただいた内山先生には今でも感謝しております。今後もどうかよろしくお願いします。

3. 改良の概要

以上のまでのことを総合し、アキレス腱断裂の治療には以下の3つの要素を兼ね備えた治療が必要と考えた。

> ・筋力伝達の正常化を図る
> ・早期荷重・早期ROMを可能とする
> ・腱の滑走性の維持し、癒着を防止する

これらの要素を兼ね備える治療を達成するために、以下に挙げる手術治療の改良が必要と考えた。

❶ 筋腱長の統一した調整

まずは筋腱長を統一した方法で、調節する必要があると考えた。このためには、健側の腹臥位自然下垂底屈角度を参考にした（図5）。腱が長くなれば伝達力が低下するので、津下縫合による腱の長さ調節を行った。**改良の当初は健側の底屈角度と同じにしていたが、最近は健側のプラス5度底屈位にする方が予後が良好なことが分かった。**

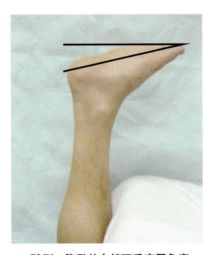 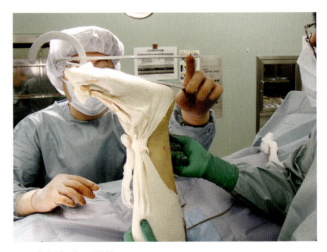

a：健側の腹臥位自然下垂底屈角度　　b：患側角度の調整

図5　筋腱長の調製
健側の腹臥位自然下垂底屈角度を測定し，健側より＋5度底屈位になるように腱の緊張を決定する．

❷ 腱の固定性の強化

次に腱の固定性をより強固にする必要があると考えた。これには、断裂形態にあった数の縫合糸で直線状に縫合する現在のハーフミニバネル縫合（以下HMB縫合）を考案した。

また腱の固定性を強固にする際、腱の滑走性を維持し、癒着を最小限にするためには、繊維を長軸に配列することが理想である（図6）。それには繊維束に分けて縫合すれば、結節状にならず、パラテノンで覆うことが可能となる。これにはさらに利点があり、縫合強度が強まるので瘢痕形成を待つことなく、早期に動かすことが可能となる。

以上の改良を行った結果、手術後の反応を見ると早期にトンプソンテストに反応することが分かった。また表面筋電図では、底屈位での踵部荷重では下腿三頭筋の活動は低いことも参考に、少しずつ全荷重時期を早めてみた。こうした経緯を経て、早期のリハビリも可能となっていった。

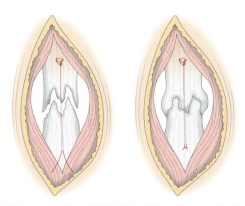

a：配列のわるいもの（断端を単に引き寄せると瘤状になる）

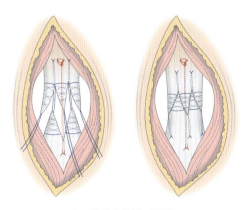

b：繊維を長軸に配列

図6 腱の配列

aは結節状になっている．bのように繊維束に分けて縫合すれば，結節状にならず，パラテノンで覆うことが可能となる．

このような改良により手術効果の達成感は増し、明らかに保存治療や従来の手術とは異なり成績が向上しているので、積極的な手術治療を進められるようになっている。形成的皮膚縫合により閉創の美観も改善している（図7）。

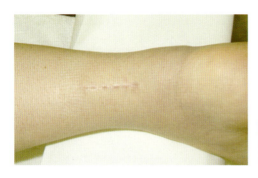

図7 術創部
術後の術創部の状態形成的皮膚縫合により閉創の美観も改善している．

【MEMO】筋腱長の調整について

　過去の成書を紐解くと縫合時の腱の緊張程度については、既に福沢玄英氏により記載されていた。アキレス腱断裂．図説整形外科診断治療講座．19．足、足関節疾患：P 7、メジカルビュー社、1991．で「腱縫合を行うにあたり、その緊張の程度が問題となる。腱縫合時、同肢位での腱側の足関節と同じ底屈角度とする。この際、緩めよりも過緊張の状態で縫合した方がよい。前者では術後、下腿三頭筋機能不全の発生は必発であるが、後者の場合は理学療法により改善が期待できるからである。手術前に腹臥位で膝関節を90度屈曲させた時の足関節の自然な角度を測っておくとよい」とある。多くの手術経験から得た知識は既に先人により成書となっており、筆者の得た知識と全くと言っていいほど同様である。ただし一時手術治療より保存治療が盛んに行われたことから、顧みられることが少なく、残念なことに普及していたとは言い難い。筆者も本書を書く上で、文献を調べているうちに知り得たものであるが、改めて無知を恥じるとともに敬意を表する次第である。

参考文献

1）林 浩一郎・他：アキレス腱断裂. スポーツ整形外科. メジカルビュー社. 1994, pp218-222.

2）Cambell 手術手技書

《第2章》
統計・疫学

1. 過去の年齢別外来受診者数 ･･･････P14

2. 当院における手術件数推移 ･･･････P14

3. 年齢別手術件数 ･･････････････････P15

4. スポーツ種目別手術件数 ･･･････････P16

5. 種目別年齢分布と受傷時の特徴 ･･･P17

6. 年代別受傷種目 ････････････････P23

7. 高い運動レベルでの受傷種目 ･････P24

8. 時期別発生頻度 ･･････････････････P25

9. 左右差の検討 ･･･････････････････P26

10. 性別 ･･････････････････････････P27

第2章　統計・疫学

1. 過去の年齢別外来受診者数

アキレス腱断裂はスポーツ外傷の代表的なものであり、年齢や競技レベルに関係なくスポーツ動作で受傷することが多い。当科開設の1980年から1999年までの20年間の外来統計508例では13歳から発生し、単年齢別の発生では20歳、33歳が最多であった（図1）。

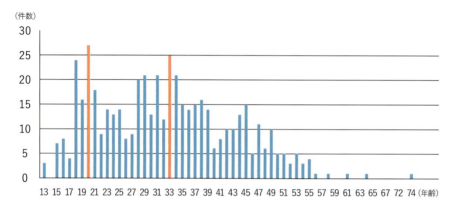

図1 過去の年齢別外来受診者数（1980年から1999年までの20年間）

2. 当院における手術件数推移

関東労災病院は、日本ではじめてスポーツ整形外科を標榜した病院であり、アキレス腱断裂の手術も積極的に行われていた。しかし、筆者が就任した1997年当初は、年間15例程度であった。

新鮮アキレス腱断裂手術の改良が行われた2000年から手術件数は年々増加し2014年までの15年間の手術件数は1097例となっている。2014年では年間手術件数は、新鮮例158件、再建術16件、合計174件である（図2）。

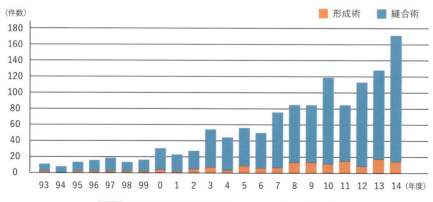

図2 手術件数推移（年間アキレス腱手術件数）

2011年には受診者が減少している。この年は3月11日東日本大震災が起きている。この年は前年と比べどの月も減少しているが、4月では前年の13例が4例に減少と際立っている。震災の影響で、心理的に余暇運動が抑制されたことや、電力節約での夜間の活動も制限されたことから、受傷機会が減少したためと思われる。スポーツ活動には平穏生活が必要なことがわかる。

3. 年齢別手術件数

手術方法を変更した2000年から2014年までの15年間の手術時年齢統計1097例では28歳、30歳、42歳が最も多くなっている（図3）。新鮮例は959件で、平均年齢は37.1歳である。大学在学の20歳の発生も多い。一般に中高年に好発すると言われているが、若年アスリートにも多く発生するなど、20代から40代にかけスポーツ活動が盛んな時期の幅広い層で受傷している。頻度の低い年齢は大学卒業後の数年間であり、運動機会が減少する時期に一致している。

さらに、高齢者では階段を踏み外すなどの日常生活動作でも受傷することがあり、かなり広い範囲の年齢にわたり受傷している。

1980年から1999年と2000年から2014年までの年齢分布に差がみられ、受傷年齢の平均は高くなっている。これはスポーツ愛好家の年齢の高まりの影響であろう。

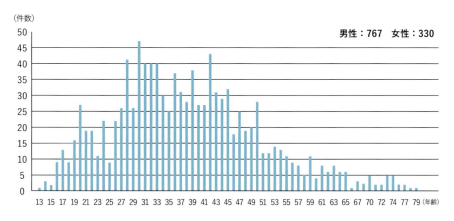

図3　年齢別手術件数

4. スポーツ種目別手術件数

受傷種目ではサッカー・フットサルが最も多く、次にバスケットボール、テニス、バレーボール、バドミントン、剣道と続く。これは競技人口が大きく影響していると思われる。しかし種目により受傷年齢に特徴がみられる（図4）。

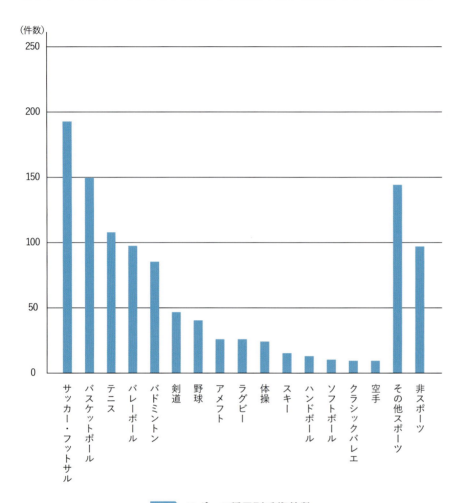

図4　スポーツ種目別手術件数

5. 種目別年齢分布と受傷時の特徴

手術件数が多いスポーツ種目については、以下にその年齢分布を示す。種目により受傷年齢に特徴がみられることが分かる。また、各々の種目によって受傷動作にも特徴があり、我々の調査した結果を記載する。

❶ サッカー・フットサル（図5）

サッカーやフットサルは、近年では社会人になってからも行う人が多くなっている。この影響からか、20代後半から40代前半までの受傷が多く、受傷時の平均年齢は35.5歳であった。また、レベルの高い選手ではゴールキーパーの受傷も多い。

受傷動作では、「前に出るとき・前に踏み込む動作（蹴り脚）」が最も多く51.0％、続いて「トラップやキック動作（軸脚）」が11.4％、「ジャンプ動作」が8.6％であった。

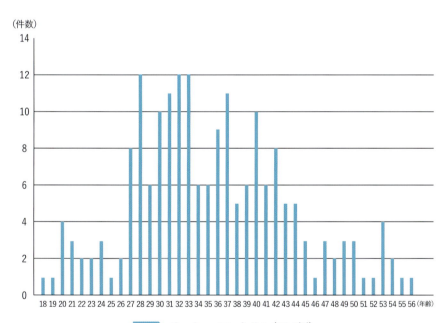

図5　サッカー・フットサル（194例）

■ 症例

・Jリーグ　32歳　MF
　術後5ヶ月でチーム練習に合流し、7ヶ月で試合出場しゴールを挙げている。

・プロ　23歳
　MF手術後7か月で海外プロチームでプレー、開幕戦出場。

・プロ　30歳
　GK、6か月後公式戦出場。

❷ バスケットボール(図6)

バスケットボールでの受傷は、大学生で一度ピークを迎え、その後30代で2度目のピークがある。特に、30代が多く、受傷時の平均年齢は29.5歳であった。

受傷動作では、切り返し動作などで「前に出るとき・前に踏み込む動作(蹴り脚)」が最も多く52.8％、続いて「ジャンプ動作」が19.4％であった。競技特性であるジャンプ動作より、切り返し動作などで前方へ移動する際に受傷しやすいことが分かった。

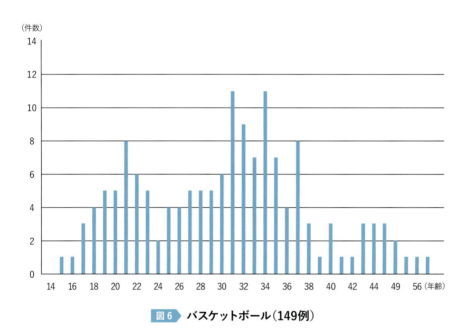

図6 バスケットボール(149例)

■ 症例

・全日本代表選手 34歳
　術後7ヶ月でリーグが開幕し、開幕から出場を果たしている。
　同年ベスト5に選出される。

・28歳 男性
　受傷後5か月で日本リーグ決勝、スタメン出場。

・22歳 女性
　受傷後5か月でW1リーグ出場、同年MVP。

❸ テニス（図7）

　テニスは、特に中高年層が楽しめる種目である。このため40代後半から50代前半の受傷が最も多く、受傷時の平均年齢は47.6歳と最も高かった。

　受傷動作では、「前に出るとき・前に踏み込む動作（蹴り脚）」が最も多く66.7％、続いて「サーブ（蹴り脚）」が13.3％、「切り返し動作」が13.2％であった。

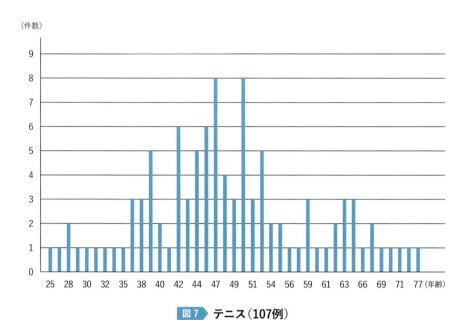

図7　テニス（107例）

■ 症例
・プロテニス　27歳　女性

　術後17週でヒールレイズ連続20回（MMT段階5）となり、片脚ジャンプや多方向性運動トレーニングを許可した。この時期は手術後約4ヶ月であり、MRIでも高輝度陰影が消失している時期と一致している。テニスではラリー練習、サーブ、ボレーなどの練習が可能となる。その後ゲームに備え種目別の練習を1ヶ月行い、術後5ヶ月で国内トーナメントに参加している。海外トーナメントは試合時間が3時間を超すことが多く、耐久性が改善した手術後7ヶ月で復帰している[1]。

❹ バレーボール（図8）

バレーボールは、ママさんバレーに代表されるように中年女性に競技人口が多い。この影響からか、40代の受傷が多く受傷時の平均年齢は39.6歳であった。

受傷動作では、レシーブ動作で「前に出るとき・前に踏み込む動作（蹴り脚）」が最も多く60.7%、続いて「ジャンプ動作」が7.1%であった。バスケットボールと同様に、競技特性であるジャンプ動作での受傷は少ないことが分かった。

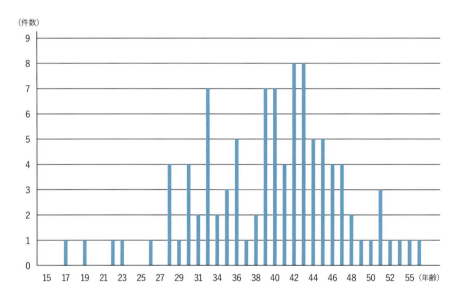

図8　バレーボール（97例）

❺ バドミントン（図9）

バドミントンも近年では社会人になってからも行う人が多くなっている。受傷時の年齢は10代後半から50代後半まで幅広く、ある程度均等に発生しているのが特徴である。受傷時の平均年齢は31.1歳であった。

受傷動作では、前方のシャトルを取りに「前に出るとき・前に踏み込む動作（蹴り脚）」が31.0％、「バックステップ動作」が31.0％、「ジャンプ動作」が17.2％であった。

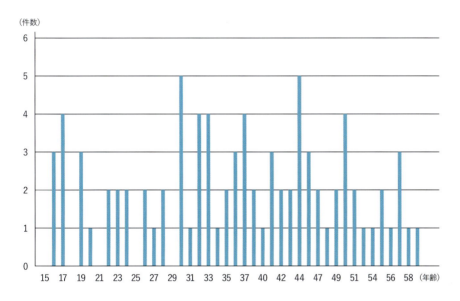

図9　バドミントン（85例）

■ 症例

・日本代表選手　男性　21歳
　手術後5ヶ月で国際大会に出場。その後、オリンピックに出場2回を果たす。

・日本B代表　19歳　女性
　6か月でリーグ戦復帰。

・24歳　女性
　5か月後に全日本出場。

❻ 剣道（図10）

　剣道も幅広い年齢で行われている競技である。受傷時の年齢は10代から50代後半まである程度均等に発生しているのが特徴であり、受傷時の平均年齢は35.5歳であった。

　受傷動作では、相手の攻撃を避けて「下がってから前に行く動作（蹴り脚）」が最も多く54.6％、続いて攻撃のために「前に踏み込む動作（蹴り脚）」が45.5％であった。

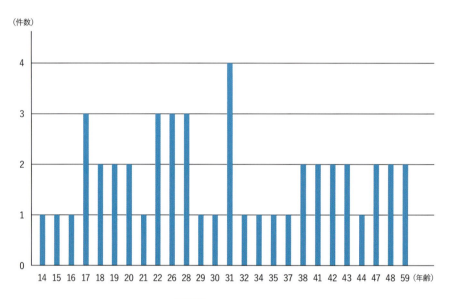

図10　剣道（47例）

6. 年代別受傷種目

❶ 10代の受傷種目

10代の受傷が最も多いのは剣道である。剣道での10代が占める割合は21％と5人に1人と高率であった。その他、体操17％、バスケットボール12％、バドミントン12％である（図11）。エクセントリックな緊張が繰り返しかかることが分かる。特に、俊敏性が要求される種目では若年者の受傷が多いといえる。その他の競技が3％以下であることを見ると、競技によりアキレス腱の負担の程度が異なることが分かる。

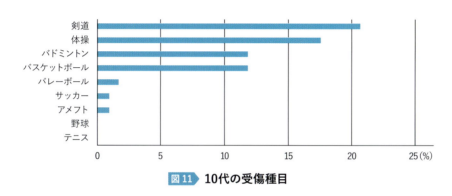

図11　10代の受傷種目

❷ 45歳以上の受傷種目

一方、45歳以上の受傷が多いのはテニスで62％、野球35％、バレーボール25％、サッカー13％であり、これらは比較的高年齢でも楽しめるスポーツといえるだろう（図12）。これら種目は若い時期の断裂は少ないので、年齢的な要因が大きいと思われる。

しかし、バドミントンは29％、剣道は13％に45歳以上での受傷が見られる。この種目は10代の受傷も多いことから、競技特性が大きく反映している。バドミントン、剣道は幅広い年齢で行われるが、その運動強度は年齢的に差があるのであろう。体操や、バスケットに45歳以上の受傷が少ないのは、45歳以上の競技人口の減少が反映している可能性が高い。

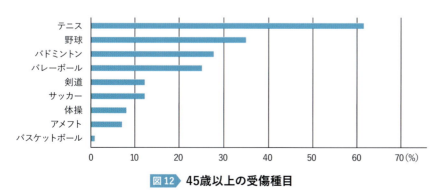

図12　45歳以上の受傷種目

7. 高い運動レベルでの受傷種目

当院では選手の運動レベルを表1のように6段階に分類している。このうち、レベル4以上の統計から、高い運動レベルの受傷種目を提示する。

- ▶ レベル0：スポーツなし
- ▶ レベル1：レクリエーションレベル（一般）．週末運動する程度．
- ▶ レベル2：レクリエーションレベル（上級）．スポーツクラブ，大学サークル，社会人市リーグ，中高生市大会レベル以下．
- ▶ レベル3：地方大会レベル．社会人県リーグ，中高生県大会レベル，社会人選手（レベル4・5以下），一般体育大生（レベル4・5以下）．
- ▶ レベル4：インカレ・インターハイ・国体などの一流大会出場，大学リーグⅠ部Ⅱ部のレギュラー
- ▶ レベル5：実業団国内トップリーグ、国際大会出場、プロ選手

表1 当院の運動レベル分類

運動レベルでの受傷を見ると、レベル4以上が占める割合はアメリカンフットボール44%、体操26%、剣道10%、バスケットボール10%、サッカー7%であった（表2）。

運動レベルが高い選手の断裂時の状態を聞くと、いつもより体が動き、ジャンプの高さや、俊敏性が良かったという。通常より調子がよく、抑制が取れたために過大な負荷が生じたことで受傷したといえる。このことから受傷原因を考察すると、アキレス腱断裂の原因を微細損傷の影響とする論文があるが、微細損傷が原因とすれば、より多くの選手が断裂しているであろう。微細断裂もその因子とは考えられるが、やはり過大な緊張が加わったために受傷といえる。

受傷種目については、主要スポーツの統計をまとめたものを表2に示しておく。

種目	全体数	10歳代	45歳以上	男性	左側	レベル4以上
サッカー	195	1%	13%	93%	57%	7%
バスケット	149	12%	1%	65%	52%	10%
テニス	107	0%	62%	60%	58%	1%
バレー	97	2%	25%	29%	49%	0%
バドミントン	85	12%	28%	50%	60%	1%
剣道	47	21%	13%	72%	89%	10%
野球	40	0%	35%	100%	70%	5%
アメフト	27	1%	7%	100%	41%	44%
体操	23	17%	8%	78%	57%	26%

表2 アキレス腱断裂のスポーツ種目別統計

8. 時期別発生頻度

季節による変動の理由付けは難しいが、統計として時期別の発生頻度を提示したい。

図13は他施設も含め、2010年～2014年の5年間に内山式装具を作製した月別の件数である。月別の発生数は1月が最少で、徐々に増加し6～7月にピークがある。9月が減少し再び10～12月に増加している。

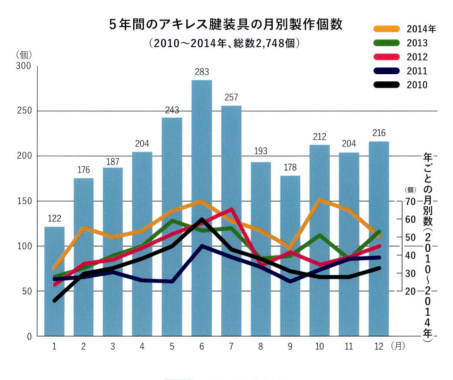

図13 時期別発生頻度

2011年は東日本震災の年である。例年に比べ全体的に件数が少ない。特に4月以降に顕著である。電力制限による夜間の活動制限の影響や、心理的にスポーツ活動が抑制されたことが考えられる。

9. 左右差の検討

アキレス腱断裂は左側：627名、右側：470名（左側は右側の1.3倍）、と左側の受傷がやや多い。しかし、スポーツ種目によってその受傷側に特徴がある。統計的に左右差が見られたのは、剣道、野球、バドミントンである（図14）。

剣道では基本的に左足を後にした構えが多く、この構えから後に下がったり、前に踏み込んだりする。このことから、受傷の多くが左足となる。当院の統計では89％が左であり、中山[2]、園畑[3]らの報告でも、90％以上が左の受傷のようである。

野球では走塁が最も多い。野球の走塁は常に左廻りであり、左廻りでは右足より左足の方が背屈角度が大きく、これにより左の受傷が多かったと推測する。

バドミントンは前方のシャトルを取りに行く動作での受傷が最も多く、この際に左が蹴り脚となるため、左の受傷が多かったと推測する。

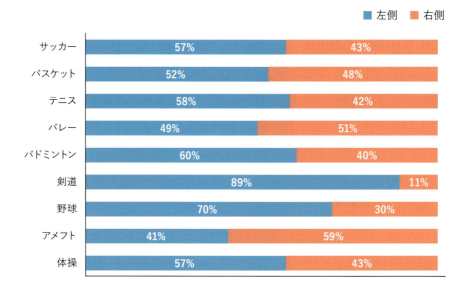

	体操	アメフト	野球	剣道	バドミントン	バレー	テニス	バスケット	サッカー
左側	57%	41%	70%	89%	60%	49%	58%	52%	57%
右側	43%	59%	30%	11%	40%	51%	42%	48%	43%

図14 左右差の検討

10. 性 別

男性の発生は767名であり、女性330名に対し男性は女性の2.3倍である。

発生は女子が早期であり、18歳以下では女性に多い。男性の発生は18歳以降に多く見られる（図15）。

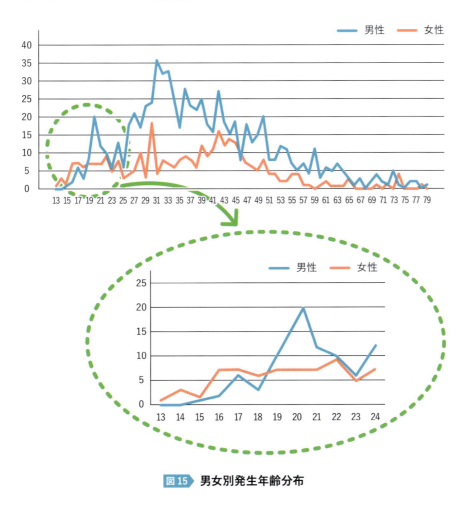

図15 男女別発生年齢分布

参考文献

1) 内山英司：テニスにおけるアキレス腱断裂の診断と治療
   復帰をめざすスポーツ整形外科．メジカルビュー．2011, pp243-245．

2) 中山正一郎ら：スポーツとアキレス腱断裂．
   MB. Orthop. 16 (4)：8-15, 2003．

3) 園畑町樹ら：中高年剣道選手のスポーツ傷害．
   九州スポ学会誌 6：129-134, 1994．

《第3章》
診 断

1. 新鮮アキレス腱断裂の診断 ・・・・・・・P30

2. 陳旧性アキレス腱断裂の診断 ・・・・・P36

第 3 章　診　断

1. 新鮮アキレス腱断裂の診断

　受傷機転で最も多くの選手が述べる受傷時の状況は、「後ろからけられた」「ボールが当たった感じがした」などであった。ただし「振り向いても誰もいなかったし、ボールもなかった」と表現することが多い。衝撃は強く、周囲の人が衝撃断裂音を聞き取れることもあるが、あまり強い疼痛が残ることは少ない。しかし、アキレス腱が断裂していると、つま先での前足部荷重ができず、踵が上がらない。歩行は可能であるため、直ちにアキレス腱が断裂したと思わないことも多い。そのため、打撲、肉離れ、捻挫と判断されることがある。

❶ 診断

ⅰ）主訴
下腿後方下部の痛みと歩行障害を訴えることが多い。

ⅱ）受傷動作
　急激な踏み込み動作（蹴り脚）、バックステップ動作、切り返し動作、ジャンプ動作などでの下腿三頭筋を伸ばしながら急激に力を入れた動作で起こる（図1）。

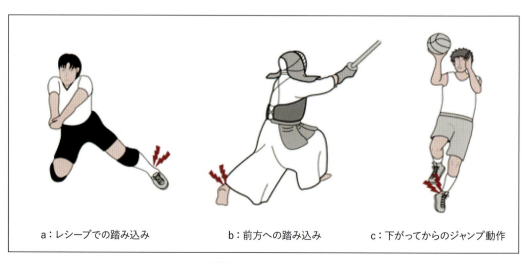

a：レシーブでの踏み込み　　b：前方への踏み込み　　c：下がってからのジャンプ動作

図1　様々な受傷動作

ⅲ）触診

　最も確実な診断は、断裂部の陥凹を触知することである（図2）。簡単といえるが、いまだに誤診が見られる。その理由として、後ろから蹴られたという表現と患部の腫脹だけを見て、触診しないことにある。少なくともアキレス腱断裂を疑い、触診すれば誤診することは殆んど無い。

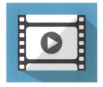

より分かりやすくお伝えするために映像を作成しております。
「動画①・触診」をご参照ください。

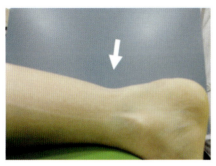 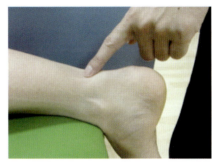

a：陥凹の様子　　　　b：陥凹をはっきりと触診することができる

図2 アキレス腱断裂の陥凹の様子

ⅳ）トンプソンテスト

　もう一つ本疾患の診断に有効な検査として、トンプソンテスト（Thompson squeeze test）がある（図3）。
　アキレス腱が断裂していると下腿三頭筋筋腹を把持しても、足関節は底屈しない。これをトンプソンテスト陽性という。肉離れなどではアキレス腱は断裂していないので、足関節は底屈する。

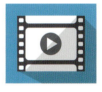

より分かりやすくお伝えするために映像を作成しております。
「動画②・トンプソンテスト」をご参照ください。

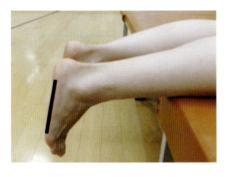 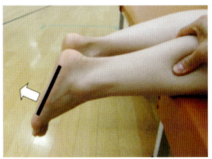

図3 トンプソンテスト

腓腹筋を握ると，通常図のように足関節が底屈する．
しかし，アキレス腱断裂がある場合，足関節の底屈はみられない．

ⅴ）肉離れとの鑑別

　あまり痛くないと述べたが、それは断裂がアキレス腱実質で生じた場合である。踵骨付着部から3〜4cmの部位が一番多い受傷部位である。ただし筋腱移行部に近くなり、筋肉実質の断裂を伴うと、肉離れと同様に腫脹が強く、痛みも強いことがある。この場合は腫脹が強いので、陥凹を触知しにくいことがある。痛みも強いのでトンプソンテストも十分できず、肉離れと誤診することがある。このような状態の時はエコーやMRI検査が有効といえる（図4）。

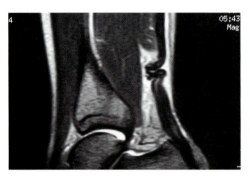

図4　MRI：断裂写真
筋腱移行部に近い部位でアキレス腱が断裂している．

ⅵ）高齢者の断裂

　高齢者の場合は、アキレス腱実質部だけではなく、付着部剥離骨折や、骨棘骨折を伴うことがあるのでX線検査を考慮する必要がある（図5・図6）。

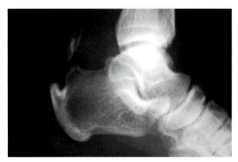
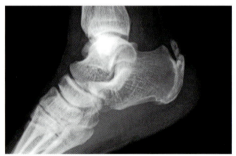

a：骨棘部が転位している　　　　　　b: 健側の骨棘の状態

図5　剥離骨折を伴うアキレス腱断裂

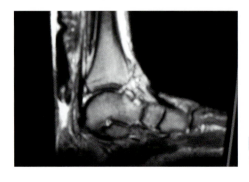

図6　骨棘での断裂【MRI】
77歳　踵部に腱実質が残っていない．

❷ 特徴的所見

新鮮例の特徴的所見を以下に述べる。

i）アキレス腱のレリーフの消失と陥凹（delle）の触知

アキレス腱のレリーフが不鮮明になり陥凹を触知できる。

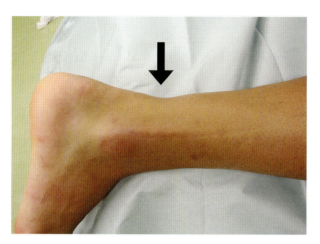

図7　アキレス腱のレリーフが消失

ii）自然下垂底屈角度（腹臥位での足関節のつま先の垂れ下がり）の左右差

腹臥位で膝を90度屈曲にし、左右を比べると患側は下垂している。

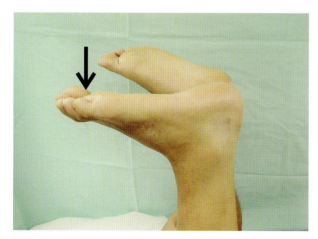

図8　自然下垂底屈角度の左右差

ⅲ）つま先立ち（ヒールレイズ）の不能

特に、片脚でのヒールレイズを行うことができなくなる。

ⅳ）トンプソンテスト陽性

一般的な方法は腹臥位で行うが、腹臥位にしただけで患部を痛がることがある（図9）。このような場合、下腿を下垂した位置で前足部を支えて行えば、軽い把持力で反応を確認できる。筆者はこの方法を好んで行っている（図10）。

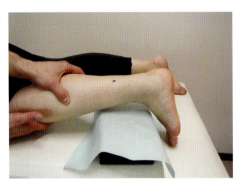

図9 トンプソンテスト

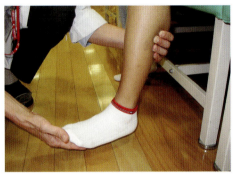

図10 下垂位での検査法
下腿を下垂し，前足部を支え軽く把持する．

以上の特徴的所見を踏まえ、「診断の point」とまとめると以下の様になる。
患部の陥凹の触知とトンプソンテストに反応するかで診断は十分可能であり、この2つを確実に確認すれば、断裂の有無を判断することは決して難しくない。さらに腹臥位で膝を90度に屈曲させ、腱側と比べて、つま先が垂れていないかどうかを見れば診断は可能である。

❸ 誤診の要因

大したことが無いと放置していたものから、医療施設を受診したもののアキレス腱断裂の診断とならず、陳旧化したものは45例に認められた（表1）。医療施設での誤診が多い。救急外来や診療所等での誤診もあるが整形外科医の誤診も目立つ。その内容は肉離れが多いが、打撲、捻挫もある。

肉離れや捻挫と診断されると、ほとんど治療を行わなくてもよいという認識があるのか、再度の通院をしないことも影響していると思われる。

自己判断で放置	10例
整骨院での誤診	7例
医師の誤診	28例

表1 陳旧化し当科を受診した誤診内容

❹ 症例

　この項目では、私が診断したアキレス腱断裂の症例のうち、少しイレギュラーな症例を紹介する。臨床の現場で役立つ点があれば幸いである。

自覚症状の少ない新鮮断裂の症例
　全日本女子バスケットボール選手権の決勝戦で終了間際に受傷した選手がいた。衝撃を受け、プレーの続行ができないので交代したが、本人は違和感が強く急に力が入らないという程度の自覚症状であり、ベンチまで歩いて交代した。試合終了後別室で診察したところ、アキレス腱が断裂していた。筆者もまさか断裂とは思わず、その診断を選手にどのように告げようかと迷い、日頃ケアをしているトレーナーに付き添わせ、診断を告げた。本人は「本当ですか!?」と、にわかには断裂という事実を受け入れがたく、大泣きされた記憶がある。意外と痛くないものである。

医師の誤診例
　患者は工学系大学教授、奥様は精神科医師、娘は医学部生という高学歴知識人家族である。テニスで受傷し、アキレス腱を断裂したと思い、近くの整形外科医院を受診した。看護師は問診取りで「あらあら、アキレス腱ね」と断裂を指摘する意見を述べ、いたわってくれた。やれやれやっぱりそうかと思い、医師の診察を受けたところ、触りもしないで「打撲ですね」と診断された。どうにも理解できず、奥様の紹介でわざわざ遠方から4時間もかけ筆者を受診した。当然アキレス腱断裂の診断となるが、「なぜ、患者にもわかる診断を医師が誤診するのか理解できない」と憤慨していた。
　また、医師に足関節捻挫と誤診される症例もいる。この患者はスポーツ愛好家であり、今まで何度か足関節捻挫を経験している。そのため捻挫とは明らかに異なる症状であり、診察した医師を全く信用せず、筆者を受診した。「アキレス腱切れていますよね」とおっしゃった。
　専門職である医師が診断の容易な外傷の診断を付けられないため、患者に完全に馬鹿にされており、同じ医師として悲しい気持ちになった。あまりにも情けない。

2. 陳旧性アキレス腱断裂の診断

当院では受傷後3週間以上を経過した症例を陳旧性アキレス腱断裂としている。当院の調査では、アキレス腱断裂の手術治療例のうち、約11％が陳旧例であった。以下に、陳旧例の場合の診断について記述する。

❶ 診断

ⅰ）主訴
歩行障害を訴えることが多い。

ⅱ）問診
過去に下腿後部の受傷歴があるかを聞き取ることが重要となる。これまでの経過を聞き取ることで、アキレス腱断裂を想像することは難しくない。

ⅲ）症状
アキレス腱機能が不十分となり、つま先立ち（ヒールレイズ）ができなくなる。アキレス腱が連続していても、過延長（elongation）となるとやはりヒールレイズはできない。

歩行での蹴り出しができず、また踵接地の衝撃が強くなり踵が痛くなることも多い。

❷ 特徴的所見

陳旧例の特徴的所見は以下の点である。

> ・アキレス腱の不整連続、もしくは過延長
> ・下腿三頭筋の徒手での筋力検査では強い抵抗運動可能であっても片脚ヒールレイズ不能
> ・自然下垂底屈角度の左右差
> ・下腿三頭筋の萎縮
> ・時にトンプソンテストの陰性化

陳旧例の場合は肥厚・瘢痕化したパラテノンが連続することがあり、明らかな陥凹は不明瞭のこともある。またトンプソンテストは多くは陽性であるが、時に陰性となり、下腿三頭筋の筋腹の把握で足関節が底屈することもある。さらに非荷重位で下腿三頭筋筋力を発揮でき、徒手での筋力検査では強い抵抗運動が可能な場合があり、診断が困難な例がある。ただし片脚でのヒールレイズはできない。また腱は延長しているので腹臥位での足関節自然下垂底屈角度は健側に比べ垂れて背屈している。片脚ヒールレイズができず、下垂していればアキレス腱が十分治癒していないと判断し、MRI検査でアキ

レス腱の不連続の形態を把握することが重要である。多くはアキレス腱の周囲は低輝度で連続しているが、内部に高輝度陰影が存在することが多い。図11の例は高輝度陰影範囲が広範囲とはいえないが、ヒールレイズが痛みのためできない。また腹臥位での自然下垂底屈角の左右差が明らかである（注：後述するが、下垂が無ければ時間経過で改善することも期待できる）。

再断裂の場合は受傷機転があり、陥凹が明らかになれば診断には苦慮しない。画像診断としてMRI検査は必須である。

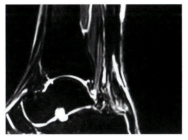
a: 矢状面

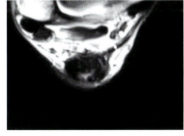
b: 横断面

図11　アキレス腱断裂陳旧例のMRI
周辺は低輝度であるが、腱内部に高輝度陰影がある．

❸ 鑑別診断

アキレス腱断裂陳旧例の鑑別診断として、以下の点に注意することが必要である。

> ・アキレス腱が肥厚したアキレス腱周囲炎、アキレス腱炎
> ・腓腹筋挫傷（陳旧化した肉離れ）
> ・脛骨神経麻痺、S1神経根障害

陳旧性アキレス腱断裂の場合は、過去に受傷歴があるので診断は比較的容易である。ただし、後脛骨筋の麻痺やS1神経根障害がある人が下腿後面を痛めたなどの受傷歴があると診断に苦慮する。その場合の症状も片脚ヒールレイズができず、歩行時に踵が痛くなるなど同様な症状を呈する。

疑わしい場合は、より詳細な神経所見と理学所見との整合性の確認や、MRI検査でのアキレス腱の状態確認が必要となる[1]。

❹ 再断裂の診断

手術した医師は、うまく治療できなかったことに負い目を感じるためか、傾向として再断裂と認めたがらないことがある。この判断の不適切さはむしろ不信を招き、結果的に他の医師の診断を仰ぐことになる。当然その後、診察した医師からは再断裂との診断がでる。

❺ 症例

再断裂の誤診例（16歳女性）

　手術後再断裂をしたにもかかわらず、わずかな繊維性連続があるため、2ヶ月間固定をするでもなく松葉杖での免荷歩行を指示されていた。執刀医は再断裂という予定外の不測の事態を、自分が行った手術の不手際と感じたようである。後ろめたいと思うのか、嫌がることを説明したくないのか、患者が怒り出すのを恐れるのか、はたまた本当に再断裂とは思っていないのかは不明である。いずれにしても再手術の必要性を説明できず、また適切な方針の提示ができていなかった。そのため、患者は業を煮やし筆者を受診した。「再断裂していますね」と言われ、「やっぱり」とむしろ納得した。適切な診断を付けてもらえなかったことと中途半端な処置に憤慨したものの、再手術という治療方針には前向きであった。この担当医も他施設で行われた手術の結果であれば、たぶん正しく再断裂の診断を下せたと思われる。

　この例は手術後1週間で荷重歩行を指示したところ、痛くて歩けない。骨が痛むようだと訴えた。まさかと思ったが、X線の結果足部の骨萎縮が顕著となっていた。荷重歩行開始の痛みはズデック萎縮による骨性の痛みであり、全荷重に3週間を要した（図12）。

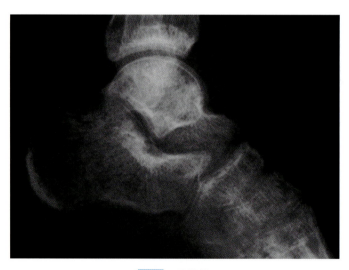

図12　骨萎縮
足部・足関節は非荷重のため著しい骨萎縮となっている．

再受傷の受傷機転があった場合でも、触診では陥凹はなく皮下に連続した瘢痕の索状物を触知できることがある。そのため断裂はなく連続していると判断しがちである。ただしアキレス腱の周囲は連続していても、中心部の連続がなければ単なる膜性の連続であるので、力が伝達できず片脚ヒールレイズができないことが多い。

　再断裂といっても、手術部位の部分的な断裂であれば、ギプス固定などで保護し時間経過で連続することは期待できる。ただしアキレス腱が明らかに延長した場合は、ヒールレイズは回復しないことが多い。その判断は腹臥位足関節の下垂状態が参考になる。

術後の再断裂が疑われたの症例（Jリーガー 日本代表）

　アキレス腱を断裂し、翌日他院でMarti法での手術治療を受けている。3ヶ月後の定期的なMRI検査では特に問題は無いため、走行練習開始されている。ヒールレイズも可能となった（図13）。

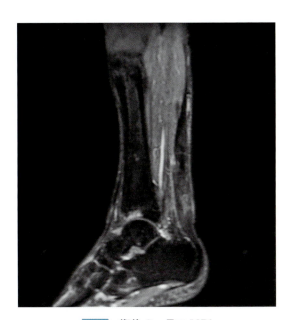

図13　術後3ヶ月のMRI
全体的に低輝度陰影化している．

しかし、術後6ヶ月時点で最終的な検査のためMRIを行ったところ、広範囲の高輝度陰影が出現していた（図14）。執刀医はこの高輝度陰影を血腫と考え、再断裂と判断し、選手に再手術の必要性を説明した。再手術の必要性について選手から筆者へ診察依頼があった。話を聞くと再受傷の受傷機転はないという。片脚ヒールレイズも可能で、腹臥位での下垂も認めない。MRIでの高輝度陰影をエコーで観察したが、血腫による空洞ではなかった。これらのことから、部分的な断裂に留まり、時間経過で成熟が見込まれると判断した。3ヶ月後には高輝度陰影はほぼ消失し、片脚ヒールレイズも20回が可能となり、ゲームに復帰することができた（図15）。

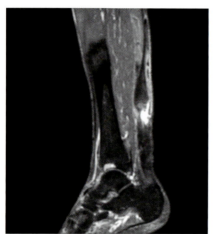
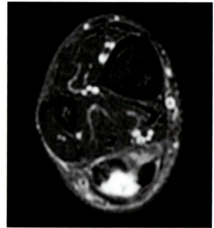

図14 ▶ 術後6ヶ月のMRI
最終的な検査のためMRIを行ったところ広範囲の高輝度陰影が出現していた.

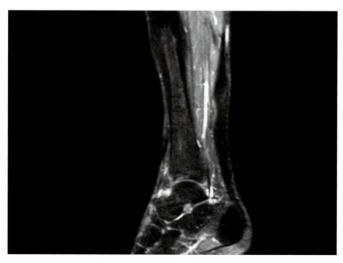

図15 ▶ 更に3か月後のMRI（術後9ヶ月）
高輝度陰影は消失している.

MRIの高輝度陰影の存在があっても、腱の延長がなく、ヒールレイズが獲得されていれば、時間経過で治癒が見込める。ただし、成熟には時間がかかるので、通常より復帰は遅れることになる。陳旧化し、手術治療が必要な例との違いは、ヒールレイズの獲得と下垂の有無であろう。

　保存治療例でも、このような再断裂例でも、特に固定期間を長くしなくてもアキレス腱は連続することがあるようである。それは筋膜が連続し腱の管としての構造が残っていると、その中で瘢痕組織が形成され、次第に腱様組織に成熟するものと思われる。ACL断裂再建術でST腱を採取した後、70％程度でST腱が再生している事実がある。このことから腱膜のチューブが残っていればアキレス腱は連続する可能性がある。ただし筋力の回復程度は不明である。

参考文献

1）内山英司：アキレス腱断裂　下肢のスポーツ外傷と障害
　　　　　　整形外科臨床パサージュ7.319-325　中山書店　2010

《第4章》
アキレス腱断裂の治療

1. 手術治療と保存治療 ・・・・・・・・・・・・P44

2. 従来の手術との比較 ・・・・・・・・・・・・P49

3. 高齢者の治療 ・・・・・・・・・・・・・・・・・・P50

4. 深部静脈血栓症 ・・・・・・・・・・・・・・・・P52

第4章　アキレス腱断裂の治療

1．手術治療と保存治療

❶ 根本的な相違

　何十年も前から「手術治療と保存治療どちらが良いか」という議論が行われ、今もなお一定の見解が得られていないことに筆者は驚きを隠せない。

　何故、いまだにそのような議論がされているのか。**その理由は、多くの医療人が「アキレス腱断裂の治療はつながれば成功」と考えているからである。**しかし、本当にそうだろうか。筆者は、保存療法を行ったが、満足に元のプレーができない症例を数多く見てきた。そして手術をしたが、力が上手く入らないで引退を余儀なくされた症例も数多く見てきた。また、保存・手術のどちらの治療においても、日常生活で跛行を伴うような症例も見てきた。このような多くの経験から言えることは、断裂したアキレス腱がつながるだけでは、質の高い医療を提供したことにはならないということである。すなわち、「アキレス腱断裂の治療はつながれば成功」は誤った概念であり、質の高い医療を目指す臨床家にとって治療の目標にはならない。

　筆者が考える治療の成功とは、以下のようなものである。

> ・下腿三頭筋も含めた筋腱長に左右差がない。
> ・アキレス腱周囲の癒着が最小限の状態になっている。
> ・筋力の左右差が少なく、片脚のヒールレイズの差も少ない。
> ・疼痛がない。
> ・元の運動レベルに達している。

　このようなことを満たして治療が成功したといえるのである。

　しかし、これらを保存治療で達成することは難しい。**その最も大きな理由は、筋腱長をコントロールすることが難しいからである。**

　そもそも断裂した位置、断裂部の状態、軟部組織の個別的な特性など全てを加味して、保存治療で筋腱長を適正な長さに仕上げることは至難の業である。上手くいく症例があることも事実ではあるが、その確率から考えて「当たるも八卦、当たらぬも八卦」的な治療と言わざるを得ない。さらに固定期間が長いため筋力は極端に低下し、アキレス腱周辺組織の癒着も最小限にできない。こうしたことを踏まえると、保存治療で上記の目標を達成するこ

とが極めて難しいことが分かる。もちろん、手術治療を行った場合でも目標に達成できない場合もある。しかし保存治療と手術治療では、比較するに至らないほど、保存治療の方が達成率が低いと筆者は考えている。

❷ リハビリテーションプログラムの比較

まずは、保存治療と当院の手術治療（従来の一般的な手術治療についても記載）とのリハビリテーションプログラムの比較を見て頂きたい[1-10]。

保存治療	当院の手術治療 （　）内には一般的な手術治療の場合を示す。
● 固定期間 4-6W（1Wの固定から8Wまで様々）	● 固定期間 12day（一般には2〜6Wが多いと思われる）
● 荷重開始時期 4-6W：固定除去後 （固定期間でも部分的な荷重を開始することもある。ただし、松葉杖必要）	● 荷重開始時期 4 day（一般には2〜3Wが多いと思われる）
● 入院期間 不要	● 入院期間 5〜6day （一般には荷重開始時期である2〜3Wが多いと思われる）
● ジョギング 3〜4M	● ジョギング 10W（一般には10W〜3Mが多いと思われる）
● スポーツ復帰 6〜9M（多くは7M以上）	● スポーツ復帰 5M（一般には6〜8Mが多いと思われる）
● 再断裂 10%前後 （1.4%という報告もあり、低い再断裂率の施設もあるが全般的に見ると10%程度と考えるのが妥当と思われる）	● 再断裂 1.6% （一般には2〜5%程度が多いと思われる） （報告には様々あるが、手術の方が再断裂が少ないことは統一の見解と思われる）

表1 保存療法と当院の手術療法とのリハビリテーションプログラムの比較

i）固定期間

保存治療では、過度な底屈位で長期間固定する必要があり、多くの施設で4週間は底屈位固定を行っているようである。底屈位の固定は荷重が困難であり、階段など日常生活でも非常に不便な期間が4週間継続すると言わざるを得ない。

当院では底屈位での固定は術後4日で、その後ギプスを巻き直し、軽度底屈位での固定に切り替える。

ii）荷重期間

保存治療では、多くの施設で固定除去後から荷重を開始しているようである。つまり4wから荷重することが多い。固定期間に部分的に荷重を始める施設もあるようだが、松葉杖での生活を強いられることに相違はない。また、底屈位で固定しているため、どの程度実用的に荷重できるかは疑問視せざるを得ない。

当院では術後4日からヒールキャストでの全荷重歩行を行っている。ほぼ全例が開始当日から全荷重歩行が可能になっている。

iii）入院期間

保存治療では、入院が不要である。これは大きな利点として考えられているが、果たして本当にそうだろうか。入院が不要といっても、4週間も固定した状態で両松葉杖での生活することを考えると利点と言って良いか筆者は疑問である。しかも、腫脹や疼痛を加味して、固定した翌日から全例が社会復帰できるとは思えない。おそらく数日は自宅療養が必要であろう。当院の手術後4〜5日間の入院期間で、しかもその後に全荷重歩行で生活できる状況と比較すると、果たして入院不要ということが利点になるとは筆者には思えない。

また高齢者の場合、さらに利点が少ないと考える。高齢者が両松葉杖で生活することの実態を考えて頂きたい。そのまま自宅に帰っても、満足な生活ができないだろう。また、転倒のリスクも考えなければならない。

以上を踏まえ、スポーツ復帰を視野に入れなくても、4週も松葉杖で生活する方法と、術後4日で全荷重歩行で生活できる方法とで、選択する余地があるのか疑問と言わざるを得ない。

iv）ジョギング・スポーツ復帰

期間的には、保存治療では1〜2ヶ月位遅くなると考えればよいだろうか。しかし、4週も固定するわけだから、その実態は疑問である。一流のアスリートの大半が手術を選択している現状が意味するところを考えるべきだろう。

v）再断裂

一般には保存治療で10％前後、手術治療では2〜5％が再断裂すると思われる。保存治療でも1.4％という報告もあり、低い再断裂率の施設もあるが全般的に見ると10％程度と考えるのが妥当と思われる。報告は様々であるが、手術の方が再断裂率は少ないことが統一の見解と思われる。

以上のことから、手術治療と保存治療のどちらを第1選択とするかを議論する必要があるとは筆者には思えない。当院でアキレス腱断裂に関わった医

師、理学療法士、看護師など医療スタッフで、保存治療を選択する人はまずいない。保存治療の利点があまりにも少ないことを知っているからである。

❸ 保存治療の疑問点

保存治療を推奨する医師は、「手術までしなくてもギプスで連続するなら良いではないか」「多少時間がかかっても、入院することなく、感染の危険性もない」「癒着も生じることはない」と利点を述べている。

アキレス腱が連続するだけであれば、その通りである。しかし長期の保護期間のため、筋萎縮は進行する。一般的に保存治療は過度な底屈位とし徐々に背屈制限を解除するが、4〜6週間程度の固定が必要といわれ、その間松葉杖歩行となる。保存治療の短所としては再断裂、筋力低下、可動域制限が挙げられる。

骨折の場合の治療法を考えてみてほしい。骨折は解剖学的に整復し強固な固定を得て、早期関節運動、早期荷重を可能とする考えが常識的である。この考えをほとんどの人があたり前だと思っている。何故アキレス腱の治療はそのように行わないのだろうか。骨折も保存治療が行われる場合はある。しかしその場合の前提は転位がない骨折であり、関節の基本肢位が保てる固定で済む場合である。整復が不十分で、不良肢位での固定になる場合には、原則保存治療は選択されない。アキレス腱の保存治療はどうであろうか。まず腱の整復は不十分である。整復位を求めるには最大尖足位での固定となり、不良肢位となる。不良肢位での長期の固定は、関節可動域制限を残したり、関節運動に関与する筋力の低下を招くことは骨折治療では常識であり、回避するべき重要な内容といえる。

ⅰ) 保存治療は感染しないのか

保存治療は感染の危険性がないという。確かに保存治療で治療が完結すれば感染はないが、保存治療の再断裂率は高いといわれている。

再断裂すれば手術が必要となる。当科の例では、新鮮断裂例の術後の感染率は0.2%である。ただし保存治療後再断裂に対する形成術では38例中2例、5.2%に感染が生じている。

新鮮断裂例と比較すると、なんと26倍の高率となっている。つまり保存治療で治療が完結すれば感染はないが、再断裂率が高いことを加味すると、保存治療でも感染がゼロとはいえない。当科のアキレス腱縫合術後の感染と再断裂後の感染率の合計は2.9%である。再断裂後の形成術術後全体の感染率は5.38%と高い。

仮に保存治療が失敗した場合の感染率を同程度にするには、再断裂率を約 1/4 に少なくしなければならない。逆説的であるが、現状では保存治療を行うと感染率はむしろ高くなることになる。

ⅱ）保存治療は癒着がないのか

保存治療では癒着がないという。これもとんでもない誤解である。確かに手術をすると真皮と皮下脂肪層で癒着が生じ、皮膚のツッパリが残ることがある。また、美観も問題となる。

しかし、より大きな問題はアキレス腱の腹側での癒着の有無である。長期固定ではこの部位に癒着が起こることがあり、そのため、足関節可動域制限を生じたり、伝達力の低下となるのでより大きな機能障害となる。

保存療法後の再断裂例を見ると、ほとんどの例で**アキレス腱の腹側**で癒着しており、この癒着を剥がさなければ、腱の滑走性が起こらない。勿論手術でも長期固定が行われれば、同部での癒着が起こる。

❹ 適応

スポーツ選手ばかりでなく、すべての患者にとって怪我からの復帰で重要なことは、機能を損なうことなく、早期に治癒することである。その意味では強固な固定を行い早期リハビリが開始できる手術治療が、すべてのアキレス腱断裂患者の適応となると筆者は考えている。

【MEMO】骨折治療の考え方

骨折の治療は強固な固定を行い、早期関節運動を開始するという考えに異論はない。長期の保存治療をおこなえば、骨が癒合したとしても、関節拘縮、筋力低下を引き起こす。よって、アキレス腱断裂に対しても同様な考えで治療することが望ましい。

スポーツ選手にとって、練習を休む期間が長ければ、その分競技力を向上させる練習時間が減少することになるため、競技に復帰可能となっても、レギュラー選手からは脱落することも十分ある。1 年後の復帰より 5 ヶ月後の復帰がよいことに疑問の余地はない。

❺ 症例

反対側を保存治療で治癒した例

4年前アキレス腱を断裂し、保存治療を起こった症例である。今回、反対側のアキレス腱を断裂した。前回の保存治癒ではアキレス腱は連続しているものの、長期の保護期間に不満足のため、手術治療を希望して筆者を受診した。手術後、当院のスケジュールで治療している際、前回と比較し、あまりに早期のためか、「大丈夫ですか」という質問を何度も受けた。結果として予定通りの回復がみられ、なぜ前回に長期間を要する治療が推薦されたのか理解できないと述べていた。

2. 従来の手術との比較

従来の手術であるBunnell法、Kirchmyer法、Kessler法は主に1本の糸で縫合する。これらはアキレス腱線維に絡むようにかけた後、糸で引き寄せる代表的な腱縫合方法である。ただし全体を引き寄せるため、断裂断端は結節状に膨らみ、線維が弛んで直線状にはならない（図1）。またチーズカットの危険性も高いといえる。

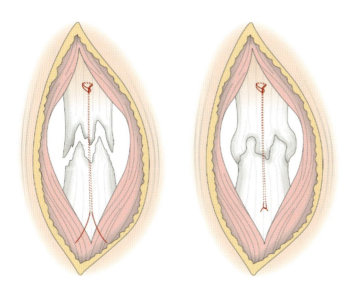

図1 従来の手術

全体を引き寄せるだけでは，断裂断端は結節状に膨らみ，線維が弛んで直線状にはならない．

保存治療に比べ、従来の手術でも固定性は良好となり、整復も改善するので、関節固定肢位はより改善する。しかし1本の糸で引き寄せる程度であるので、固定性は不十分である。単に断端を寄せておくに留まるので、固定性は弱く瘢痕形成による強度の回復が生じるまでは、長期の保護期間を置く必要がある。一般的に4週間のギプス固定が推奨されている。
　また筋腱長の調節が困難であり、術後にどうしても腱の弛緩が起こりやすく、筋力低下による蹴り出し力が低下する。
　従来の手術でも保存治療より治療効果は高くなっているが、解剖学的な整復と強固な固定が可能となる手術の利点が十分に活かされてない。

　論文では3〜6か月程度でスポーツ復帰可能と記載されている。ただし、スポーツの復帰レベルがジョギングが可能となる程度から、競技復帰まで、どのレベルかは問われていない。経皮的縫合手術でも断裂したアキレス腱は高率に連続するのも事実である。そのため様々な、自己流の治療方法が多数報告されている。果たして本当に治療法により差がないのであろうか。ガイドラインにはアキレス腱断裂後に何らかの機能低下が残るという評価がある。何らかの機能低下とは筋力伝達力の低下ではないだろうか。
　関節機能にとっては、早期荷重、早期可動域ex．が可能となる治療が求められる。その意味では保存治療と手術治療という対立軸ではなく、手術方法の成績を議論する必要があり、その評価は片脚ヒールレイズ獲得時期の優劣が適していると筆者は考えている。

3. 高齢者の治療

　高齢者に多い大腿骨頸部骨折は、一般に手術治療が行われる。この場合は臥床という問題があるため、死亡につながることや、活動性の低下が取り返しのつかないことがあるので、早期手術と早期荷重歩行が推奨されている。しかし、なぜか高齢者のアキレス腱断裂に対しては、保存治療を推奨する意見が多い。
　重症度は異なるが、高齢者は肩関節、膝関節に変性疾患を抱えている率が高く、免荷のため松葉杖歩行は困難なことも多い。こうしたことから高齢者の場合は、松葉杖での転倒の危険性や保護期間の長期化が、活動性の永続的な低下につながることになる。保護歩行から解放された早期ADLの獲得を得ることは重要である。このためアキレス腱断裂においても、早期に荷重可能となる治療が求められる。

中高年のレクリエーションスポーツにとって、スポーツ復帰の時期は大きな問題とはならないであろうが、中高年の就業人口にとっては復職時期の遅れは社会的損失となる。会社を休まなくてよい、保存治療は魅力的である。ただし通院期間を含めた、治療に要する総合時間を比べれば、本法の手術治療が優位である[7]。

高齢者は合併症が多いので、腰椎麻酔ではなく局所麻酔での手術が勧められる。1%E入りキシロカインで麻酔し脂肪層の止血を行えば、タニケットによる駆血をせずとも十分術野の視野は確保できる。

❶ 症例

受傷前に松葉杖生活だった高齢者の1例

変形性股関節症で、人工股関節置換術が行われていた。ただしルーズニングが強く、松葉杖歩行状態であった。そして今回、支持脚である反対側のアキレス腱を受傷した。従来の手術治療や保存治療では1ヶ月以上の車椅子生活となるが、本手術では2週間で元の松葉杖歩行の生活に復帰した。

アルツハイマー病を呈していた高齢者の1例

この症例は、78歳でアルツハイマー病を呈していた。保存治療で活動性が低下すると痴呆が悪化するので、早期活動性の回復のため、内科医師より手術治療を勧められ筆者を受診した。そして、局所麻酔で直ちに手術した。

リハビリスケジュールは、物忘れがひどいこともあり、慎重を期し、遅らせることも考慮したが、本症例で予定通りに進められれば、リハビリでの安全性を確認できると思い実行した。さすがに走行までは不要であったが、通常の予定で歩行が回復でき、その後も問題なく、経過した。

骨棘部裂離型断裂

高齢になると、踵骨に大きな骨棘を形成していることがあり、アキレス腱の断裂が骨棘部で裂離断裂することがある。

ここでテニスによって、骨棘部で裂離断裂を発症した77歳男性の例を紹介する。断裂は骨棘部である。アキレス腱付着部に大きな骨棘が形成され、その骨棘部で断裂していた。

腱実質をベースボール縫合し、骨片を踵骨と残った骨棘の間隙に引き込み骨棘基部に pull-out した。さらに、腱腹側を踵骨隆起部に接着縫合させた。新鮮例と同様のスケジュールで、13週で片脚ヒールレイズが可能となり、6ヶ月でテニスに復帰した（図2）。

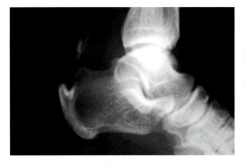
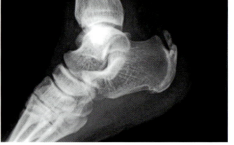

a：骨棘部が転位している　　　　　　　　b：健側の骨棘の状態

図2 剥離骨折を伴うアキレス腱断裂

4．深部静脈血栓症

　近年、アキレス腱断裂に対する治療おいても、深部静脈血栓症が問題となりつつある。アキレス腱の保存治療でギプスを外し活動性を上げたところ、肺動脈に血栓が飛び、死亡したという報告がある。無論、手術をしても長期固定は血栓の危険性がある。

　筆者の知人であるが、30歳代の循環器の医師がアキレス腱縫合術を受けた。松葉杖で移動は可能であり、座っていれば診察は可能であるため、外来も休まず行っていた。術後3週間経過した時期から足部の腫脹に気付いた。エコー検査をしたところ、腎動脈付近まで血栓が形成されていた。その後、勤務先のICUに入院し、血栓融解が起こるのをひやひやしながら経過を見守ったと、顔をひきつけながら話してくれた。

> **【MEMO】アキレス腱断裂における深部静脈血栓**[11-14]
>
> 　血栓はヒラメ筋静脈で形成されるという。この静脈は足部の静脈とは連続していない。血栓による死亡例として、膝蓋骨骨折に対しシーネ固定が行われた例での死亡例があるという。このことから、尖足状態になると、ヒラメ筋が緩み、より血栓が形成されやすいことが想定できる。
>
> 　極めて希な病態であろうが、アキレス腱の保存治療は長期の尖足位固定となるので、血栓形成が起こる可能性が高いかも知れない。およそ死亡とは無関係な傷害が、合併症で死亡することは理不尽である。今後は保存治療を選択する場合は、説明が必要となる。手術でも起こりうることなので、早期のROM ex. と荷重 ex. が可能な手術を選択する必要がある。

参考文献

1) 日本整形外科学会診療ガイドライン委員会（編）：アキレス腱断裂診療ガイドライン　南江堂．2007．

2) 林 浩一郎・他：アキレス腱断裂．スポーツ整形外科．メジカルビュー社．1994，pp218-222．

3) 児玉成人ら：アキレス腱断裂．医学と薬学．Vol59：301-304.2008

4) 安田稔人：アキレス腱断裂．整形外科看護．Vol16：87-89．2011

5) 中野哲雄ら：MRIによるアキレス腱皮下断裂修復過程の観察．整形外科と災害外科．Vol45：1076-1079.1996

6) 間瀬泰克ら：アキレス腱断裂後の経時的変化（手術例と保存例のMRIによる比較）．臨床スポーツ医学．Vol14：235-2394.1997

7) 内山英司・他：アキレス腱断裂手術後の職場復帰．整形外科 59：430-433，2008．

8) 門野邦彦・他：アキレス腱断裂．JOURNAL OF CLINICAL REHABILITATION．Vol 23：156-162，2014．

9) 安田稔人：アキレス腱断裂に対する手術療法．整形外科 Surgical Technique vol.3：683-691，2013．

10) 清水信長・他：当院でのアキレス腱断裂患者保存療法と手術療法の治療比較について．理学療法研究・長野．Vol39：88-89，2010．

11) 小林良充：アキレス腱断裂には高頻度に下腿静脈血栓を合併する．心臓 Vol 43. No 7. 1012-1013, 2011．

12) 小林良充：腓腹筋肉離れとして診断されていた若年スポーツ選手の深部静脈血栓症．日本臨床スポーツ医学会誌 vol 13. No 3. 458-455, 2005．

13) Nilsson-Helander K, Thurin A, Karlsson J, Eriksson BI：High incidence of deep venous thrombosis after Achilles tendon rupture：a prospective study. Knee Surg Sports Treaumatot Arthrosc 17. 1234-1238, 2009．

14) 呂 彩子：肺血栓塞栓症の病因としての深部静脈血栓症－ヒラメ筋静脈の重要性．整形外科診療における肺血栓塞栓．栓症―患者救済と法的問題点．鳥冨康充，冨士武史 編．ライフサイエンス出版．2009．pp2-6．

《第5章》
筆者の行っている手術治療

1. **アキレス腱縫合術Ⅰ** ･････････････････････P56
   Half-Mini-Bunnell法（HMB法：内山法）

2. **アキレス腱再建術Ⅰ　遊離腓腹筋腱膜弁形成術**
   Reversed‐Free‐Tendon-Flap法（RFTF法）･････････P70

3. **アキレス腱再建術Ⅱ**
   踵骨骨孔作成を伴う半腱様筋腱移植法･････P76

4. **アキレス腱再建術Ⅲ**
   広範囲な欠損例に対する半腱様筋腱移植法の手術
   ･････････････････････････････････P80

5. **再建術から発展した新たな縫合法**
   アキレス腱縫合術Ⅱ ･･････････････････P84
   Modified‐Half-Mini-Bunnell法（Mo-HMB法）

第5章　筆者の行っている手術治療

手術の基本理念

　アキレス腱断裂の治療目的は、早期荷重歩行、早期可動域 ex. を可能にし、アキレス腱機能を損なうことなく、早期に復帰することである。そのためには強固な固定方法となる治療方法を行う必要がある。この基本理念をもとに、下記の手術方法を考案した。

1. アキレス腱縫合術Ⅰ　Half-Mini-Bunnell 法（HMB法：内山法）[1]

❶ 適応

　新鮮断裂に行われる手術方法である。適応は手術創を残したくない患者以外であり、高齢者を含めすべてが適応となる。

❷ 手術時期

　断裂後可及的早期に行うのが理想であるが、受傷後2週間程度までは手術可能である。3週間以降になると断端の瘢痕・短縮が生じるので、後述する陳旧性に対する手術が適応となる。

❸ 麻酔

　健側との腱の長さ調節には両側の筋弛緩を得た方が有利と考え、一般的には腰椎麻酔で行っている。局所麻酔でも1％キシロカインE入りを使用し、皮下脂肪層の止血を十分行えば、駆血帯も不要で手術は十分可能である。局所麻酔の手術は合併症の多い高齢者や、即日手術には適している。

❹ 手術方法

ⅰ）麻酔後体位を腹臥位にし、駆血帯（ターニケット）を設置する（図1）。

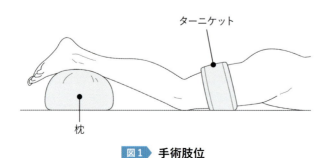

図1　手術肢位

ii) 腹臥位にした後、感染予防の一貫として、ポビドンヨード消毒液でブラッシングを行う。

iii) 健側の膝を90度に屈曲し、腹臥位自然下垂底屈角度を測定する（図2）。

iv) 駆血を行い、断裂部中心にアキレス腱内側に4〜5cmの皮膚縦切開を置く。

v) パラテノンも切開し、断裂断端を展開、引き込まれている繊維も丁寧に引き出す。

vi) 断裂形態に合わせてよいが、多くは近位3束、遠位2束にSlitを入れてまとめると縫合しやすい。それぞれの一端を2-0 ワヨラックス糸（**アキレス腱縫合専用糸**）でBunnell縫合する（図3、図4）。足関節を枕に乗せ、足関節の角度を変えながら行うと、皮膚切開を短縮できる。

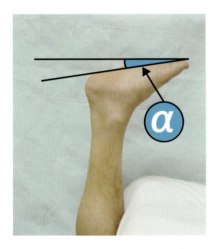

図2　腹臥位自然下垂底屈角度（α）

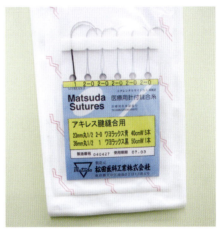

図3　アキレス腱縫合専用糸（松田医科工業株式会社）

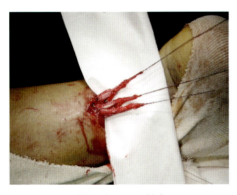

近位3束のHMB縫合

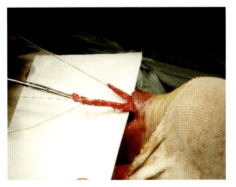

遠位2束のHMB

図4　近位および遠位 HMB 縫合

ⅶ）近位に2号糸で津下縫合をかけ、遠位断端に結節縫合する。この際健側との長さ調節のため、膝屈曲位での足関節底屈角度を**健側より5度程度底屈位**で調節する（図5）。

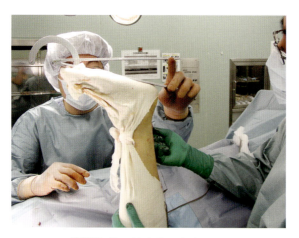

図5　津下縫合後の角度調節

ⅷ）順次繊維束を挟み込むように縫合し、それぞれを遠位、近位に結節縫合する。この際、各縫合の緊張を同程度にし、弛んだ線維束が無いように注意する（図6・7）。

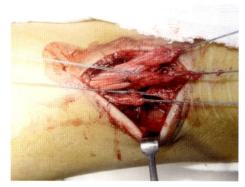

近位3束・遠位2束を挟み込んでいる

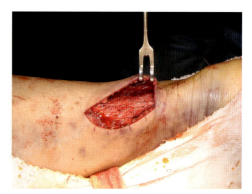

縫合後

図6　遠位および近位に結節縫合

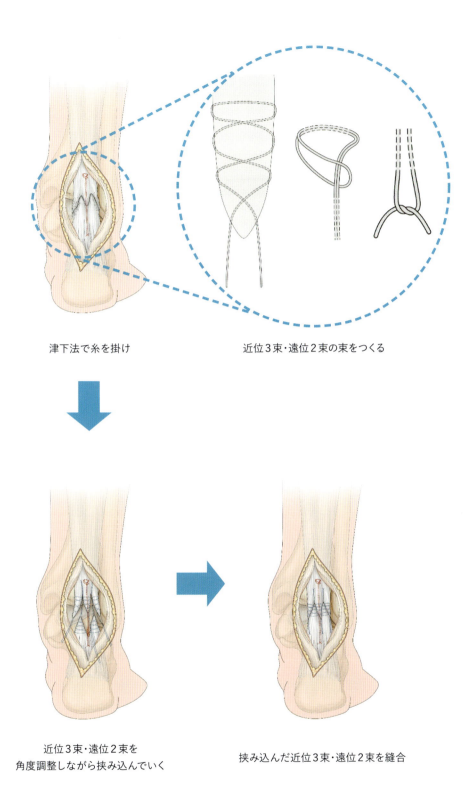

津下法で糸を掛け　　　　　近位3束・遠位2束の束をつくる

近位3束・遠位2束を
角度調整しながら挟み込んでいく

挟み込んだ近位3束・遠位2束を縫合

図7　図4〜6をイメージしたイラスト

ⅸ）感染予防のため **0.5%ポビドンヨード希釈液**で洗浄する。

ⅹ）パラテノン、腱膜を 3-0 吸収糸で縫合する（図 8）。

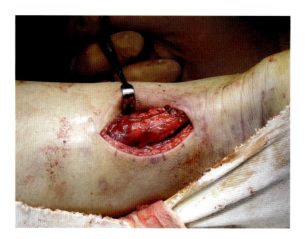

図 8　パラテノン修復後

ⅺ）トンプソンテストを行い固定性と腱の滑動性の反応を確認する。

ⅻ）真皮の段差を残さぬよう形成皮下埋没縫合を行い、表層はテープで固定する（図 9）。

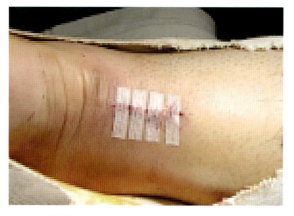

図 9　形成皮下埋没縫合とテープ固定

xiii）BK ギプス固定、ギプスカットがしやすいよう 2 重程度に薄く巻く。さらにのりでべとつかないよう包帯でくるむ（図10）。

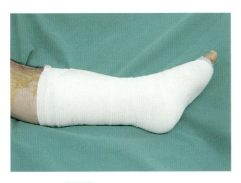

図10　BKギプス固定

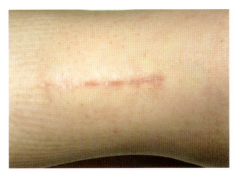

図11　手術創（術後3ヶ月）

❺ 手術時のコツと要点

ⅰ）皮膚切開は、最初は断裂の中心と思われる部位に 3 cm 程度置き、ある程度展開してから、延長する方が不要な長さとならない。

ⅱ）断端は引き込まれていることがあり、その場合はパラテノンを丁寧に分離し、繊維を掻き出すようにする。

ⅲ）津下縫合を近位にかける時には、HMB 縫合後の 3 束を十分引き寄せると縫合部を十分引き出せる。

ⅳ）近位と遠位を挟み込み縫合するとき、各束の緊張が等しくなるように、指腹で押して緊張を確認する。

ⅴ）パラテノンでのカバーは丁寧に縫合すればほとんど可能である。

ⅵ）**0.5％ポビドンヨード希釈液**での消毒は適宜行う。

❻ リハビリスケジュール

術後のリハビリスケジュールを表1にまとめる。ほぼ全例が術後4-5日で全荷重歩行が可能となり、退院している。

リハビリ経過中では、単なる時間経過に頼って決められたリハビリスケジュールを提供するのではなく、患者の状況に応じたリハビリスケジュールを指示することが重要である。例えば経過中の指標として、**ヒールレイズ**獲得状態により、スケジュールを遅らせたり、早めたりする必要がある。ROM改善度についても同様で、改善の状況によって行うリハビリも異なる。また、4週以降は腹臥位の自然下垂底屈角度の指標として、**THD**（Toe Height Distance）※を見ている。THDもリハビリの内容を考える上で、重要な指標となる。詳細は「第7章 術後リハビリテーション」を参照されたい。

> ※**THD**
> （Toe Height Distance）
> 腹臥位膝関節90度屈位にして、足底の母趾の高さの健患差で診る評価。筋腱長、癒着、筋力、筋のtoneなどがこの評価に関与している。術後経過の中で、THDの変化を確認し、リハビリスケジュールに反映させることが重要である。

表1 術後のリハビリスケジュール[2)]

術後0-3日	ギプス固定　免荷　2本松葉歩行
術後4-5日	ヒール付歩行ギプス　全荷重歩行開始（図12）
術後2週間	背屈制限付き歩行装具（内山式装具）へ変更（図13） active 可動域 ex. 開始 その後1週間ずつ固定角度を緩め、背屈制限を緩和する。画一的に緩めるのではなく、足関節背屈時、ロックされた角度でのアキレス腱の緊張がなくなったことを確認し、角度を広げる（装具装着、荷重足関節背屈時でのアキレス腱の緊張を確認）
術後2週間	ゴムバンドによる抵抗運動、座位でのヒールレイズ ex. 開始 就眠時装具除去
術後4週間	自宅での装具除去歩行
術後5週間	監視下、裸足歩行 ex.
術後6週間	立位　両脚ヒールレイズ開始 両脚ヒールレイズで、患側50％以上可能となれば、装具除去
術後9-13週間	片脚ヒールレイズ可能となれば、前足部でのけり出しが可能となるので走行を開始する。

ヒールレイズ連続20回となれば、多方向性運動や、片足ジャンプ開始
その後1ヶ月で競技復帰
ただし痛みには慎重に対応。痛みがある場合はスケジュールを急がない。

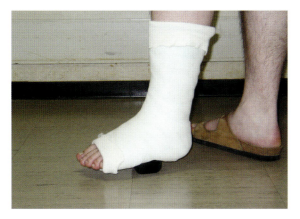

図12 ヒール付き歩行ギプス

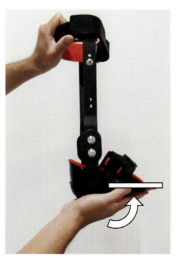
a

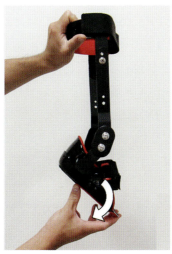
b

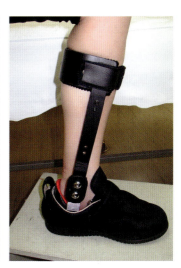
c

図13 背屈制限付き歩行装具（内山式装具）
a：ダイアルロック式の背屈制限．
b：底屈制限はない．
c：膝を前方に出し，ロックされた角度で，手術部の緊張を確認．

❼ 術後成績（達成率）

ⅰ）術後評価の概要
下腿三頭筋の筋力評価について[3]

前述したように、アキレス腱断裂がどの治療でも変わらないということは、アキレス腱が連続するという事実を認識しているに過ぎない。この背景として、その質的な評価は今まであまり行われていないことが挙げられる。

これまでの文献上の評価は、再断裂率、スポーツ復帰時期、関節可動域制限の解消時期、疼痛の残存などである。しかし、もっとも肝心なアキレス腱による下腿三頭筋筋力の伝達能力が評価されていない。

アキレス腱の機能は下腿三頭筋筋力を踵骨に伝達し、足関節運動機能を発揮することである。つまりこの伝達機能がいかに早期に確実に回復するかが、最も必要な評価である。その評価にはヒールレイズの達成時期と最終的な**ヒールレイズの高さ（Heel-Raise-Height）**が適している。アキレス腱が連続しても、ヒールレイズでの筋力が十分に発揮できなければ、機能が低下していることになる。これらを評価しなければ、治療上の有意差は不明であると筆者は考えている。アキレス腱が連続しても延長していると筋力が十分回復しないので、ヒールレイズの達成時期は遅れ、最終的なヒールレイズの高さには大きな左右差が生じるようになる。ガイドラインでは何らかの機能障害が残るとある。何らかとはまさにヒールレイズの達成程度の差を意味しているだろう。

整形外科が一般的に使用する筋力評価に**徒手筋力テスト（MMT）**があり、検者の徒手による抵抗感によって評価が行われる。

下腿三頭筋の本来の機能は荷重位で踵を上げることである。つまりヒールレイズである。アキレス腱が連続しても、この筋力が十分に発揮できなければ、機能が低下していることになる。このため筋力評価には、徒手筋力評価ではなく、体重負荷がかかる立位で行われることが必要となる。それは1996年に東大名誉教授津山先生監修のDanielsの新・徒手筋力評価法に、腓腹筋とヒラメ筋の評価として、以下の様に記載されている[3]（図14）。

段階5（normal）：片脚HRが連続して20回可能
段階4（good）　：片脚HRが10〜19回可能
段階3（Fair）　：片脚HRが9回未満
段階2（Poor）　：わずかに片脚HR可能

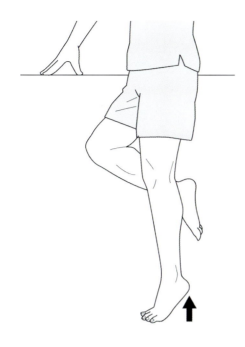

図14 ヒールレイズ

　下腿の筋量に対し上肢のそれは小さいので、よほどの差がなければ下腿の筋力は弱くても MMT 5 になるといえる。つまり**従来の徒手検査では、上記の段階 2 の状態が MMT 5 となる。**

　MMT の評価に合わせて考えると、走行するには少なくとも前足部でのけり出しが必要なため、ジョギングは MMT 段階 2 から開始でき、ランニングは MMT 段階 3-4 で開始できる。元のスポーツ種目の参加は MMT 段階 4 以上が必要である。さらに疲労なく耐久性が維持されてスポーツ復帰が可能といえるのは、**MMT 段階 5（片脚ヒールレイズ連続 20 回以上可能）に達する**ことが必要である。

　スポーツ復帰について
　文献上では術後成績としてよくスポーツ復帰の達成時期が記載されている。しかし、このスポーツ復帰をどのように解釈しているのかは不明である。つまり「スポーツ復帰をランニング開始で判断するのか」「元のスポーツ種目の参加で判断するか」「完全なプレー可能をもって判断するか」などその基準は明確ではない。**当科では、元のスポーツ種目に参加し、試合に復帰できるレベルに達した時点をスポーツ復帰と解釈している。**

　以上を踏まえ、2007 年に発表した 100 例の HMB 法の術後成績を以下に提示する。

ii）足関節背屈制限

可動域に左右差が無くなるまでの期間は平均10週であり、5度未満の制限を残した例が8％あった（図15）。

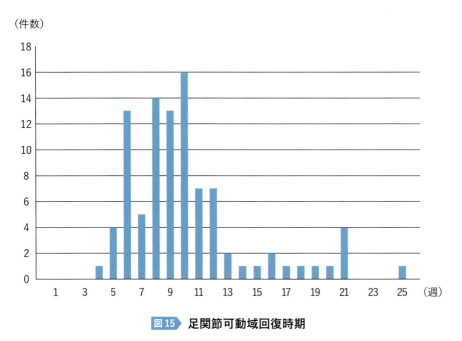

図15 足関節可動域回復時期

iii）両脚ヒールレイズ達成時期

両脚ヒールレイズの開始時期は6週としている。両脚ヒールレイズは、左右均等に荷重して行えるようになった時点で達成と判断している。

開始時直ちに可能となる例はほとんど無いが、開始より2週足らずの平均7.6週で可能となっている。中には独自に開始した5週からの可能例があるが、最終的には13週を要した例もあった（図16）。

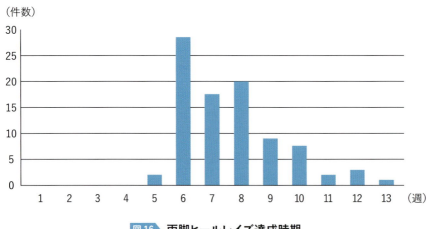

図16 両脚ヒールレイズ達成時期

iv）片脚ヒールレイズ

両脚ヒールレイズが可能になってから、徐々に片脚に移行するように行う。少しでも踵が上がった時期の平均は 12 週である。7 週より獲得していた例もあったが、25 週を要した例もあった（図 17）。

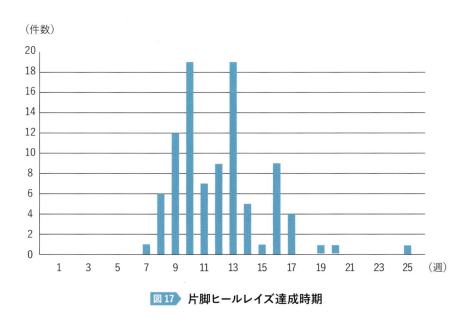

図17　片脚ヒールレイズ達成時期

v）ジョギング開始

基本的に片脚ヒールレイズが可能となれば開始する。多くは 10 週から開始となり、約 80% は 13 週までに開始していたが、21 週を要した例もある（図 18）。

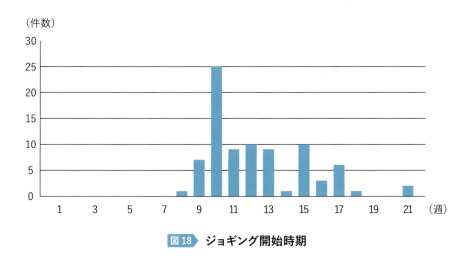

図18　ジョギング開始時期

vi) 連続ヒールレイズ 20 回（MMT 段階 5）

連続ヒールレイズ 20 回は、9 週より可能な例がいて、15.4 週で 50％、80％ 以上の達成は 20 週を要した（図 19）。

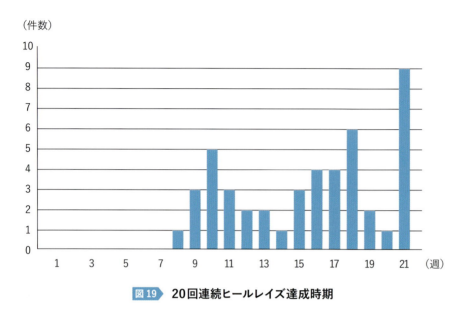

図 19　20回連続ヒールレイズ達成時期

前記を累積でまとめたグラフを図 20 に示す。

これら 4 項目の達成率のグラフを見ると各項目の達成開始時期は 2 週間の差をもって始まり、経過中は約 4～6 週間の時間差に広がるが、ほぼ 21 週で収束していた。回復は個人差も大きい。リハビリ計画は単なる時間経過ではなく、個人差も考慮が必要である。

・関節可動域：手術後 4 週から制限消失例あり、9 週で 50％、12 週で 80％以上が達成。

・両脚ヒールレイズ：5 週で可能例あり、7～8 週で 50％、9 週で 80％ が達成。

・片脚ヒールレイズ：7 週より可能で、12 週で 50％、14 週で 80％ が達成。

・連続ヒールレイズ 20 回：9 週より可能で、15.4 週で 50％、80％ 以上の達成は 20 週を要した。

・アスリートでレベルが高い選手ではヒールレイズは平均 10.7 週、試合復帰は平均 21 週で達成していた。

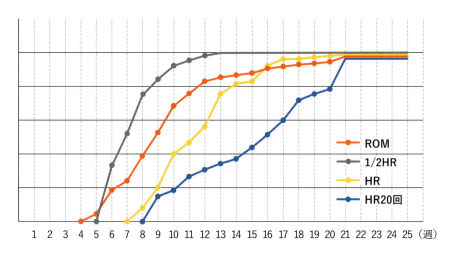

図20 術後成績のまとめ【2007年】

　上記の成績は2007年当時であり、手術時設定角度は健側と同じ下垂底屈角度である[4,5]。

　現在の固定角度は底屈プラス5度を目標としている。その結果片脚ヒールレイズ達成は平均11.6週とさらに改善している。

2. アキレス腱再建術 I　遊離腓腹筋腱膜弁形成術
Reversed - Free - Tendon-Flap 法（RFTF 法）[6]

　陳旧性もしくは再断裂の場合には断裂端は短縮・壊死しているため欠損部を補填する必要がある。従来代表的な手術方法として Lindholm 法[7]、V-Y 法[8]、Lange 法[9] などがある。当科でも陳旧例や、再断裂に対し 2 cm 未満のギャップであれば V-Y 法を 2 cm 以上のものには Lindholm 法を行ってきた。いずれもアキレス腱は連続したが、下腿三頭筋筋力の伝達機能的には不十分であった。

　欠損部の補填に腓腹筋腱膜弁（以下 Flap）を有茎として折り返す Lindholm 法を愛用していたが、やや煩雑であり長さ調節が難しいと感じていた。Flap を有茎にするための折り返し部で 2 重になるので、皮切が 15 cm 程度と長大になることや固定期間が新鮮例の 1.5 倍程度必要とされるなど保護期間も長いのも問題と思われた。有茎の意味は血流の確保、折り返し部の固定性の確保などがメリットと思われる。しかし陳旧例の再建術として、欠損部を補修する方法に他の腱組織を利用した報告は既に多く見られている[10-12]。それらの事実より血行や固定性を考慮してギャップに対する橋渡しを有茎にする必要性は必ずしも無いと判断した。そこで Lindholm の 2 束を中央に 1 束とし、折り返し部分が不要となるよう切り離し free とした。津下縫合の追加で長さ調節が可能となり、皮膚切開を短縮できた。さらに遠位では Flap とマットレス縫合で、近位では Flap と側側縫合が可能となるので強固な固定となった。

　つまり遊離 Flap とすれば採取に必要な皮膚切開も短縮でき、長さ調節も可能で、強固な固定となる。この手術手技は簡便であり、保護期間の短縮と早期スポーツ活動の復帰が可能となった。

　一方、高度に陳旧化し欠損部が大きい例や、遠位の断端が消失している例には半腱様筋腱（ST 腱）を移植して再建している。

表2　アキレス腱再建術139例（～2014年）の内容

手術後再断裂 ····· 41例	当 院 ············	18例
	他 院 ············	23例
保存後再断裂 ····· 38例		
見逃し ············ 45例	医師の誤診 ········	28例
	整骨院の誤診 ·······	7例
	自己判断放置 ······	10例
ステロイド既往 ····································		15例
5年以上経過の再断裂 ······························		3例

❶ 適応
再断裂、遠位断端が2cm以上存在する陳旧性アキレス腱断裂。

❷ 手術時期
受傷後3週間以上経過した場合、断端の瘢痕・短縮が生じるため本手術が適応となる。

❸ 麻酔
「1.手術方法Ⅰ HMB法（内山法）」と同様。

❹ 手術方法
アキレス腱内側に約10センチの内側縦皮膚切開を置き、アキレス腱を展開する。

腱膜弁（Flap）の採取と縫合法

ⅰ）欠損の橋渡しに必要な長さを測定する。欠損部は3cm程度のことが多いが、症例に合わせ長さを決定する。近位・遠位の固定部位は2cmあれば強固な固定ができる。つまりアキレス腱近位の中央部の巾10mm、長さ約7cm程度のFlapを採取する。
ⅱ）採取したFlapの遠位端は瘢痕組織により膨化しているので、形成する。
ⅲ）津下式縫合2号2本で長さ調節を行う。この際健側の腹臥位自然下垂底屈角度を参考にし、健側角度の5～10度底屈位に設定する（図21）。

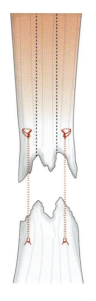
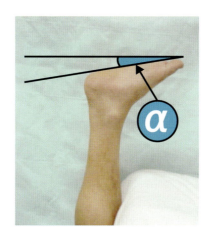

図21 底屈角度の設定
津下式縫合2号2本で長さ調節を行う．

ⅳ) 遠位断端に2cmのSlitを入れる。Flapの遠位断端は瘢痕化で膨化している。そのため健常なFlapを確実に補填するためFlapを翻転し、Flap近位端を遠位部のSlit部に設置し横マットレス縫合する（図22・図23）。

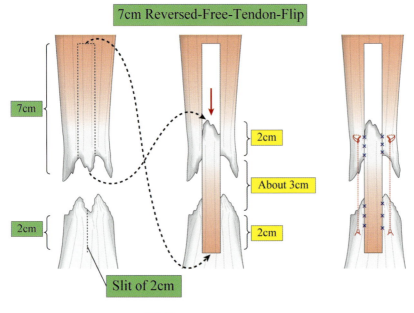

図22 Flapの翻転縫合

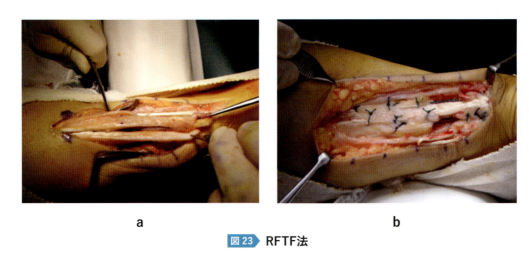

図23 RFTF法
a：近位断端よりflapを採取している．
b：この症例は断端の瘢痕範囲が広いため，Flapは10cm程度必要となっている．

ⅴ) 遠位断端のSlitを横にして、Flapをアキレス腱線維と同平面とすると縫合部が膨大となり、皮膚縫合が過緊張となることがある。Flapが捻じれることになるが、Slitは縦に入れ収納した方が皮膚縫合に余裕が出る。

vi）近位のFree-Flapは腱膜と1号糸で側側縫合する。

vii） 近位の余剰瘢痕組織もFlapをくるむように縫合し、可及的に筋膜を縫合する。

viii）希釈ポビドンで消毒し、皮膚縫合を行う。

> ※ なお、アキレス腱断裂の再建術は感染率が高いので、手術の1週間前から自宅でのポビドンヨード消毒を患者に指導し励行する。

❺ 手術時のコツと要点

ⅰ）腱膜との剥離

　手術後早期の再断裂であれば、展開は比較的容易である。それに比べ保存療法後の再断裂や陳旧化している場合は、腱膜内には瘢痕組織が占拠しており、腱膜と瘢痕組織が癒着し正常腱性部分と区別がつけにくい。そのため損傷部位の腱膜からの剥離は困難であるので健常な部分より丁寧に剥離を行う。皮下脂肪も瘢痕化していることがあるので皮膚を損傷しないように注意が必要となる。外側では腓腹神経（sural N）が走行している。近位になると、小伏在状静脈に伴走し、斜めに横切る内側腓腹神経が現れる。瘢痕に埋没していることもあるので注意が必要となる。肉眼では露出した瘢痕組織は連続していてMRIでの不連続部分がよくわからないことが多い。しかし想定した部位を中央で縦切開すると、中心部は液状の中空となっていることが多い。

ⅱ）瘢痕化した腹側剥離の必要性

　MRIで高輝度を示した部位の瘢痕組織は腹側で強固に癒着している。腱の滑走性を得るには完全に剥離する必要がある。アキレス腱は腹側から栄養されているといわれていることもあり、完全に遊離させることは躊躇するが、実際には治癒への悪影響はない。癒着を残したまま、見た目の隙間を形成術で補てんすると、腱は弛緩した状態で連続することになる。また、癒着を残すと腱の伝達力が不十分となるので、この剥離は絶対に必要である。癒着を完全に剥離しなければ、正しい腱の長さ調整は不可能である。

ⅲ）緊張度の決定

　癒着を剥離して手術中に腱の長さ調整を行っても、手術後の経過でアキレス腱は弛緩することが多い。その理由は筋肉も短縮しているためと思われる。この筋肉の短縮は手術時間内には解消されない。そのため陳旧例では**健側より5度から10度底屈位**にすることが勧められる。

陳旧化した経過時間が長ければ長いほど、筋肉の短縮も高度になると考えられるので、1年以上の陳旧例は10度過矯正を行うことが多い。

健側より10度底屈位にすると、ほぼ尖足位近くになる。手術直後では緊張が強く、最終的な経過でも背屈制限が残るのではと懸念するほどである。しかし**手術5日後の歩行ギプス変更時点では、底屈15度程度と柔らかくなり、荷重歩行可能となる**。これは驚くほどの変化である。一定の緊張が加われば、筋肉の短縮は短期間で解消するようである。

固定期間が長くなると再癒着が心配である。そのため早期可動域 ex. が重要である。早期可動域 ex. が可能となるには、強固な固定が必要であるが、本方法は新鮮例での内山法より強固な固定になるので、早期可動域 ex. が可能である。

❻ リハビリスケジュール

当院では、新鮮例のアキレス腱縫合術後と陳旧例のアキレス腱再建術後とでほぼ同様のスケジュールでリハビリを行っている。

❼ 術後成績（達成率）

初回の再断裂に対する報告では（2007年）、片脚ヒールレイズ平均9.8週、ヒールレイズ連続20回は13週で到達し、競技復帰は平均20週であった。リハビリはHMB法と同様に指導した。その結果著者が行っている新鮮アキレス腱断裂手術結果と遜色がなかった。むしろヒールレイズ獲得評価による筋力回復は早期である。ただし、復帰後の選手に聞くと最大筋力を獲得するには長期を要していた。

RFTF法は2000年より2014年まで105例に行われている。そのうち3例に深部感染が生じている。2例には洗浄・一部掻破、1例には点滴による薬物療法で治癒し、片脚ヒールレイズは可能となっている。新鮮例感染に比べ、感染による組織欠損が少ないといえる。

❽ 症例

術後にアキレス腱実質部が空洞となっていた症例

症例は44歳女性。テニスで受傷、他院で手術治療を受け歩行可能となるが4ヶ月経過してもヒールレイズができないため当科受診。MRIをみると3cmにわたりアキレス腱部に高輝度陰影が認められた（図24）。

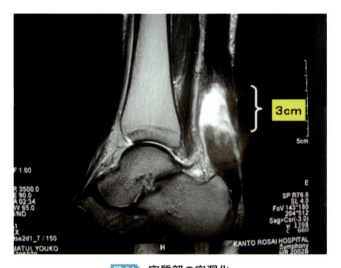

図24 実質部の空洞化
縫合部 3 cm にわたり高輝度陰影が広範囲に残存している．

　手術時の所見では実質部は空洞で周囲の膜組織でのみ連続性を得ていた。RFTF 法を行った。その結果、ヒールレイズは 10 週で可能となり、手術後 4 ヶ月でゲームに参加していた。MRI をみると、手術後 9 週では Flap 周囲は高輝度陰影で取り囲まれている。しかし、ゲームに復帰した手術後 19 週では、Flap 周囲の高輝度陰影は減少し全体的に低輝度陰影が占有している（図25）。
　Flap がギャップの橋渡しの成熟に有効であったことを示している。

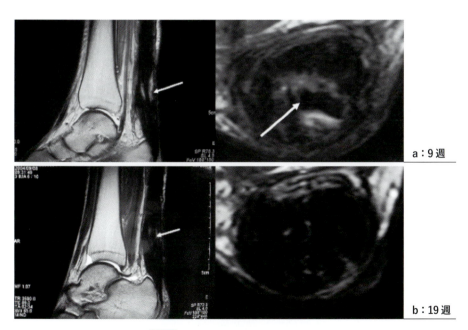

図25 RFTF法施行後の経過
a：9 週では腱膜周囲と中心部の Flap は低輝度陰影があるが，その周囲は高輝度である．
b：19 週になると，全体的に低輝度となっている．

3. アキレス腱再建術Ⅱ
踵骨骨孔作成を伴う半腱様筋腱移植法

❶ 適応

　遠位断端の長さが短く、実質での縫合ができないことがある。このように、遠位断端に縫合の余裕がない場合に本手術の適応となる。断裂部が踵骨より剥離するタイプや、感染により消失している場合である。その場合は半腱様筋腱（以下、ST 腱）を移植し再建を行う。踵骨に骨孔を穿ち ST 腱を骨孔に通したのち、近位断端に inter-lacing 縫合する方法である。固定性は良好であるため、リハビリスケジュールは同じでよい。骨孔部の痛みが遷延することがあるが、長くても 5 ヶ月程度で解消している。

　これまでに、再断裂で遠位端に縫合の余裕がないもの 6 例と、感染を合併したため掻爬遠位端が消失した再断裂 4 例に行った。再断裂で陳旧化したものの多くは年長者であり、ステロイド誘発性断裂の関与は 6 例に認めている。2 例はアキレス腱縫合 5 年後、7 年後に踵骨より剥離断裂したアスリートであった（表3）。

年齢	再手術までの状況	移植素材	感染有無	手術前ステロイド使用の有無
42歳	他院・7 年前縫合後剥離断裂	ST		
30歳	当院・5 年前縫合後剥離断裂	ST		
59歳	他院・縫合後　再断裂	ST		ステロイド
64歳	当院・還納後　再断裂	ST		ステロイド
78歳	他院・陳旧例、Lind　再断裂	ST・複合		ステロイド
55歳	他院・新鮮縫合後再断裂	ST	感染	ステロイド
36歳	他院・新鮮縫合・再断裂、ST 移植後感染・掻爬 3 か月待機	LK 人工靱帯	感染	ステロイド
55歳	他院・新鮮縫合後感染、掻爬後 3 か月待機	ST・複合	感染	ステロイド
30歳	他院・再断裂手術後感染掻爬後 3 か月待機	ST	感染	
50歳	当院・新鮮縫合後感染	ST	感染	

表3　踵骨骨孔作成を伴うST腱もしくはSTG腱を移植した10例

❷ 麻酔

「2. RFTF 法」と同様。

❸ 手術方法

　遠位断端を触知できなければ、新鮮例でも MRI 検査を行い、断裂形式を確認する。高齢者では剥離骨折の場合があるので、レントゲン検査が必要である。

ⅰ）断裂部を展開する。新鮮剥離断裂であれば長さの問題は無いが、感染後掻爬されている場合は欠損の長さの測定が必要である。

ⅱ）膝関節裂隙より5 cm遠位部で皮膚切開し縫工筋の腱膜を切開し、ST腱を採取する。脛骨側より腱を剥離し、固定糸を縫合する。腱採取用ストリッパーを使用し採取する（図26）[13]。

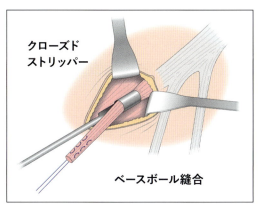
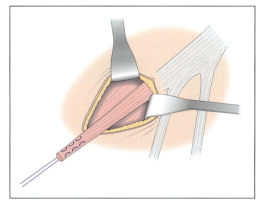

付着部を先に切離した方が展開が容易で，ST腱にある2本の枝を処理しやすい．

ST腱のこの2本の枝を切離しないで，ストリッパーで採取するとST腱が先細りとなり，十分な太さを確保できないため，注意が必要である．

図26 半腱様筋腱（ST腱）の採取方法

ⅲ）作成した踵孔にST腱を誘導し、長さ調節を行いinter-lacing縫合を行う（図27）。

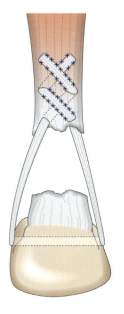

図27 踵骨骨孔作成を伴う半腱様筋腱移植法

❹ リハビリスケジュール

当院では、新鮮例のアキレス腱縫合術後と陳旧例のアキレス腱再建術後とでほぼ同様のスケジュールでリハビリを行っている。

❺ 症例

踵骨付着部からの剥離断裂例

42歳男性、剣道5段。37歳時アキレス腱断裂し、他院で手術施行した。アキレス腱は連続し、剣道には復帰していたが、足関節の可動域制限が残り、踏み出す力が不十分となったことや正座が困難となったことなどから、大会出場は断念していた。しかし，剣道の練習で再度、同側のアキレス腱を断裂した。初回断裂部位とは異なり、踵骨付着部からの断裂であった（図28）。腱縫合の遠位断端がないことから縫合は不能のため、踵骨にST腱を通し再建した（図29）。前回の断裂したアキレス腱は腹側で強く癒着しており、十分な剥離を要した。ST腱移植により強固な固定性が得られたのでリハビリスケジュールは新鮮例と同様にし、早期可動域獲得、早期荷重歩行が行われた。その結果片脚ヒールレイズは16週で可能となった。踵骨に作成した骨孔の痛みは遷延したが6ヶ月で消失した。再断裂前より可動域が改善し、正座も可能となり踏み込む力も増強した。再建手術後8ヶ月で、諦めていた大会にも復帰している。再建後4年経過した時点で大会での成績も向上し7段まで段位を上げている。本人曰く、「**再断裂してよかった**」と述べている。

初回手術でアキレス腱は連続し復帰しているが、断裂部での腹側に癒着が生じていた。縫合後4週間の固定が影響したことによる可動域制限が腱の滑走性を妨げ、下腿三頭筋の出力が不十分となったと思われた。

これまで骨孔を作成しST腱、もしくはSTG腱を移植した例は10例であり、そのうち2名は複合移植となっている。

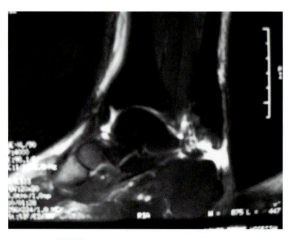

図28 踵骨付着部からの剥離断裂

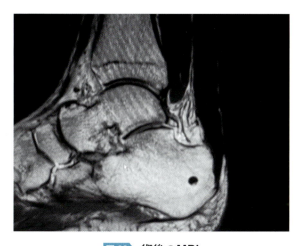

図29 術後のMRI

踵に骨孔を形成している．

複合移植例

78歳男性、ステロイド注射歴があり、陳旧化した断裂に対して他院でLindholm法が施行されたが、再断裂し陳旧化していた。踵が痛み、前足部で踏み込めず、好きなゴルフができないことから、再建術を希望した。踵骨からの断裂なので、踵に骨孔を作成しST腱の移植を予定したが、Lindholm後の再断裂のため欠損部が長く、長さが不足した。そのためさらにRFTFを追加し、5cm引下げ薄筋腱を膜状に広げて補強し再建した（図30）。術後5ヶ月で両脚のヒールレイズが可能となり、ゴルフに復帰した。しかし片脚ヒールレイズの獲得は、術後1年6ヶ月を要した。

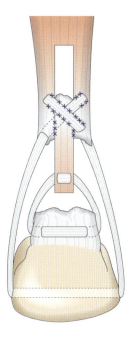

図30 複合移植例

4. アキレス腱再建術Ⅲ
広範囲な欠損例に対する半腱様筋腱移植法

❶ 適応

　遠位断端に縫合部が残存していても、実質部の広範囲な欠損が認められる例では、RFTF 法でも長大な皮膚切開が必要となってしまう。また、RFTF 法では十分な長さを補えないことも多い。その場合は ST 腱の移植が適している。これまでにこの手術法は 10 例に行われた（表 4）。

年齢	再手術までの状況	追加処置	再手術前の ステロイド使用の有無
31 歳	他院で 2 回手術		無
45 歳	新鮮断裂		有
28 歳	陳旧例		無
55 歳	再断裂		有
31 歳	陳旧例		無
57 歳	再断裂		有
64 歳	再断裂		無
67 歳	縫合、Lindholm 後陳旧	短腓骨筋腱移植	有
50 歳	RFTF 後再断裂		有
59 歳	RFTF 後再断裂		有

表4　実質部の広範囲な欠損例に対するST腱移植を行った10例
単なるST腱移植は9例に，1例はST腱移植に短腓骨筋腱の移行を併用した．

❷ 麻酔

「2. RFTF 法」と同様。

❸ 手術方法

　実質部の広範囲な欠損が認められる場合、手術に際し RFTF 法が不可能なため、ST 腱移植を想定することが肝心である。断裂部を展開し、欠損部の測定を行い 4 cm 以上であれば ST 腱を採取し、inter-lacing 縫合を行う。

❹ リハビリスケジュール

　当院では、新鮮例のアキレス腱縫合術後と陳旧例のアキレス腱再建術後とでほぼ同様のスケジュールでリハビリを行っている。

❺ 症例

短腓骨筋腱移植例

67歳男性、初回はテニスで受傷した。ステロイド注射歴が有り、新鮮縫合後に再断裂した。その後、他院でLindholm法を施行するが、アキレス腱は連続せず陳旧化していた。このため、当院にてST腱移植法を行った。しかしステロイド注射の影響と3回目の手術のため、下腿三頭筋の変性が顕著であった。アキレス腱が連続しても十分な力源となるとは思われないことから、短腓骨筋腱の腱移行を併用した。その後感染も併発したため、創閉鎖のため治療期間は延長したが、再々手術後2年で片脚ヒールレイズ獲得し、走行可能となっている。断裂より2年9ヶ月で治癒となった。

ステロイド誘発性のアキレス腱断裂

アキレス腱炎の痛みに対し、ステロイドの注射歴があると断裂が起こることがある。その場合は腱組織の欠損や脆弱化があり、単なる縫合術は再断裂の危険性が高くなる。慢性的な経過で部分断裂を起こす場合もあるが、断裂部の一部は欠損しており、一般の陳旧例にみられるような断端部の瘢痕形成や周囲の滑膜の肥厚を認めない。およそ治癒反応が見られないので、縫合は不可能なことがある。

陳旧化断裂に対し、RFTF法が行われた例で経過不良例が見られた。6〜8週でRFTF部の萎縮が出現し、結果的に再断裂した2例である。再手術時の所見では、RFTF部は残存しているが、治癒反応に乏しい状態で一部欠損していた。いずれもST腱移植法の追加手術を行い片脚ヒールレイズが獲得され治癒している。

ステロイド誘発性の断裂は、一見正常に見えるRFTF部でも組織の脆弱性が影響しているのであろう。RFTF法では組織脆弱性のため再建後再断裂する例があった。

部分断裂の場合もある。その場合アキレス腱は一部連続しているが、萎縮し細くなり、ヒールレイズが不能となっていた。MRIでは広範囲の高輝度陰影を認めている。手術所見では完全断裂ではないが部分的に断裂・欠損していた。

以下に、当院で経験したステロイド誘発性のアキレス腱断裂の2例を紹介する。

1例目は25歳プロサッカー選手であった。3回程度のステロイド注射歴があった。リハビリ指導を受けていたが次第にヒールレイズが不能となった。変性範囲が3〜5cmと広範囲のためFlapが9cmとなり、足底筋腱で補強を加えた。手術後14週で片脚ヒールレイズ可能となり、9ヶ月で復帰した（図31）。

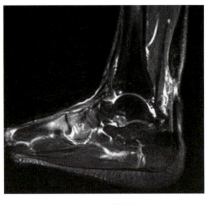
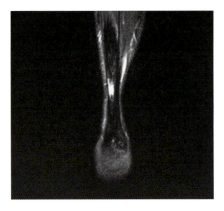

図31 25歳プロサッカー選手のMRI画像

2例目は17歳高校駅伝全国レベル選手であった。競技継続のため疼痛緩和目的で10回以上のステロイド注射歴があった。変性範囲が広範囲であり、Flapは11cm必要で足底筋腱で補強を加えた。手術後16週で片脚ヒールレイズ可能となり、8ヶ月で全国大会に復帰したが、大学進学2年後記録が伸びず引退している（図32・図33）。

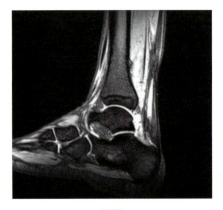
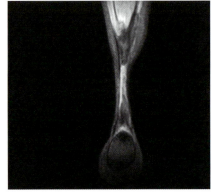

図32 17歳高校駅伝全国レベル選手のMRI画像

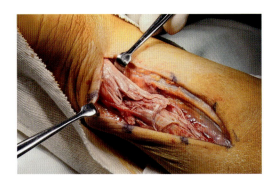

図33 ステロイド誘発性のアキレス腱断裂の様子
滑膜の肥厚や瘢痕形成を認める.

この 2 例は初期例であったため、ステロイド誘発性断裂の治療困難さを理解していない時期での治療経験である。この 2 例のように Flap を長く採取すると、下腿三頭筋自体に損傷を加えることになり筋萎縮が長く残存する。Flap の採取が 8cm 以上必要な場合は、ST 腱移植法の方が適切であろう。ステロイド誘発性断裂の場合は、特に RFTF 法は慎重に行う必要があると考えている。現在は、健常な組織の橋渡しを確実にするため、ST 腱移植法を第 1 選択としている。

　もちろん、新鮮断裂の場合も要注意である。アキレス腱炎に対し、安易にステロイド注射を行うことは断裂を引き起こすことがあり、その後の治療に難渋するため、よほどの注意が必要である。さらに、感染の危険性も高くなることを念頭に置く必要がある。

　RFTF 法は 2000 年より 2014 年まで 105 例に行われている。そのうち経過中萎縮例が 3 例に見られたが、いずれもステロイドの既往がある[14]。

5. 再建術から発展した新たな縫合法 アキレス腱縫合術Ⅱ
Modified-Half-Mini-Bunnell 法（Mo-HMB 法）

アキレス腱再建術である Reversed-Free-Tendon-Flap 法（RFTF 法）を繰り返す中で、Flap は必ずしも有茎である必要性はなく、遊離 Flap でも組織は組成し血行が確保できることが分かった。さらに、遊離 Flap とすれば長さ調節も比較的容易で、健常組織同士での縫合となるため固定性も強固になることが分かった。

これらのことから、**新鮮例においても遊離 Flap を利用すれば、さらに強固なアキレス腱の固定が可能になるのではないかと筆者は考えた。これがアキレス腱縫合術（HMB 法：内山法）に遊離 Flap の固定を加えた Modified-Half-Mini-Bunnell 法（Mo-HMB 法）である。**

この手術方法は、2011 年から主にトップレベルのスポーツ選手に施行している。筆者の予想通り、これまでの HMB 法と比較してもさらに固定性は高くなり、疼痛も少なく、各動作の開始時期も早まっている。Mo-HMB 法は創の長さが長くなるという欠点はあるものの、アスリートには適した縫合法と考えている。

以下に、この新しい手術法について紹介したい。

❶ 改良の視点と適応

HMB 法で遷延治癒が起こることがある。その例を MRI でみるとアキレス腱辺縁の低輝度化は進行するものの、中心部に高輝度陰影が残存している（図 34）。つまり周辺部は隣接部からの血流で治癒傾向が早期であるのに比べ、中心部の未成熟が治癒遷延の原因と思われた。時間経過で中心部の低輝度陰影は縮小するが、片脚ヒールレイズ獲得には長時間を要した。

一方、陳旧例や再断裂に対して行われた RFTF 法の方が、HMB 法より早期に片脚 HR を獲得する例が見られた。この理由は RFTF 法では移植腱の縫合は健常組織同士での縫合となるので、より強固な固定となったためと考えられた。また中心に健常部分があることで、中心部の治癒遷延防止になることが考えられた。

つまり中心部に健常な腱組織を設置し強固に固定すれば、修復が早期に起こることが想定された。

この考えをもとに、アスリートレベルが高く、より早期の復帰を目指す選手に対しては、確実性を高めるため HMB 法での近位中央部を 7cm 程度遊離束とし、翻転して、遠位部に挟み込み固定するこの手術を行うようになった。

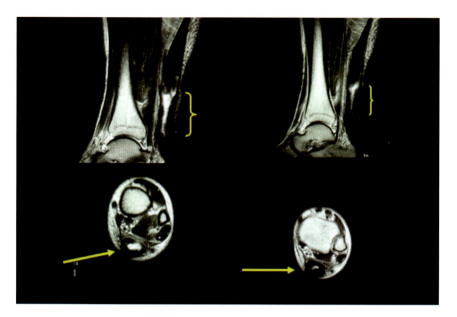

図34 術後の変性所見（MRI）

アキレス腱辺縁の低輝度化は進行するものの，中心部に高輝度陰影が残存している．
この変化は徐々に改善している．

RFTF法の応用から発展したこの方法をModified- **Half-Mini-Bunnell法**（**Mo-HMB法**）と呼んでいる。この方法では断裂部に健常腱を設置するため、より煩雑になること、HMB法に比べ創の長さが7cm程度と長くなるが、結果的に安定性は向上しているので選手に合わせ行っている。

❷ 手術時期

「1．手術方法　HMB法（内山法）」と同様。

❸ 麻酔

「1．手術方法　HMB法（内山法）」と同様。

❹ 手術方法（図 35）

ⅰ）近位 3 束、遠位 2 束に HMB 縫合を行う。
ⅱ）近位中央束を 7 cm の長さで近位より切離し遊離弁（Flap）とする。
ⅲ）遠位断端の健常部分 1cm に Slit を入れる。
ⅳ）Flap を上下翻転し、遠位端の Slit に挟み、1 号糸で 2 か所、横マットレス縫合固定する。つまり近位 2 束、遠位 3 束の形態に変化することになる。
ⅴ）近位部に津下縫合をかけ、遠位部で縫合し、角度調節を行う。この際、プラス 5 度底屈位とする。
ⅵ）それぞれの HMB を各束に挟み込み縫合する。遊離 Flap の近位での縫合は、津下縫合部の下から糸を通しより近位に縫合固定するとまとめやすい。
ⅶ）それ以降の手順は HMB 法と同様にする。

❺ リハビリスケジュール

「1. 手術方法　HMB 法（内山法）」とほぼ同様。

❻ 術後成績（達成率）

HMB 法とリハビリスケジュールは原則同様であるが、術後の達成率を比較すると（表 5）のような結果となった。

手術方法	片脚ヒールレイズ	20 回連続ヒールレイズ	完全復帰
HMB 法	12 週	16 週	
HMB アスリート	10.7 週		21 週
Md-HMB アスリート	10.4 週	14.4 週	19.4 週

表 5　HMB 法と Mo- HMB 法との比較

　国内トップレベルのサッカー、アメリカンフットボール、陸上、体操、バドミントン、クラシックバレエの 10 選手の結果は、片脚ヒールレイズが平均 10.4 週、ヒールレイズ連続 20 回の平均 14.4 週、完全練習復帰 19.4 週であった。
　HMB 法で行ったアスリートと比べると Mo-HMB 法は数値的には有意差は出ないが、全体的に動作獲得がより早期であり、経過中のアキレス腱の緊張程度や疼痛は少ない。そのため両脚ヒールレイズ開始が 5 週と約 1 週間早まった。またそれ以降の各動作も開始時期が約 1 週間ずつ早まった。THD（Toe Height Distance）は 5 ㎜が 1 例であり、9 例は左右差が無かった。
　このように創の長さが長くなるという欠点はあるものの、Mo-HMB 法はアスリートには適した縫合法といえる。

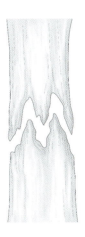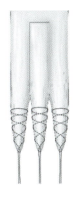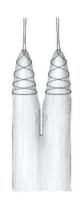

近位3束・遠位2束の束をつくる．

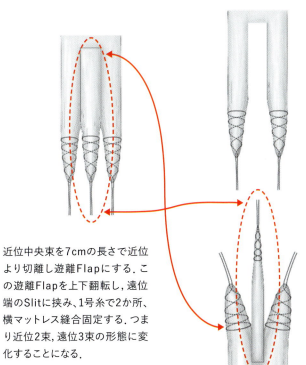

近位中央束を7cmの長さで近位より切離し遊離Flapにする．この遊離Flapを上下翻転し，遠位端のSlitに挟み、1号糸で2か所、横マットレス縫合固定する．つまり近位2束，遠位3束の形態に変化することになる．

それぞれのHMBを各束に挟み込み縫合する．

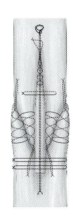

図35 Modified- Half-Mini-Bunnell法（Mo-HMB法）

参考文献

1) 内山英司：アキレス腱断裂の手術療法．新 OS NOW 21 スポーツ整形外科の手術、223-227、メディカルビュー社、2004．

2) 内山英司：アキレス腱断裂に対する縫合術後の筋力トレーニング．臨床スポーツ医学．23：159-165，2006

3) 新・徒手筋力検査法　Helen.Hislop，津山直一監修　協同医書出版社 1996

4) Uchiyama, E. et al：A Modified Operation for Achilles Tendon Ruptures. Am. J. Sports Med.35：1739-1743、2007．

5) 内山英司：アキレス腱断裂に対する手術方法の改良による早期リハビリテーションの検討．日本臨床スポーツ医学 12：483-487、2004．

6) 内山英司：陳旧性アキレス腱断裂に対し遊離腓腹筋腱膜弁を用いた方法について．日本整形外科スポーツ医学会誌　26：299-303,2007

7) Lindholm A：A new method of operation in subcutaneus rupture of the Achilles tendon. Acta Chir Scand 117：261-270,1959

8) Abraham E, Pankovich AM：Neglected rupture of the Achilles tendon. J Bone Joint Surg 57-A：253-255,1975

9) 徳永純一ほか：アキレス腱断裂の陳旧例に対する1手術法（Lange 改良法）．整形外科 31：637-641、1980

10) Mann RA, Holmes GB, Seale KS et al：Chronic rupture of the Achilles tendon. J Bone Joint Surg 73-A：214-219,1991.

11) Pintore E, Barra V, Pintore R st al：Peroneus brevis tendon transfer in neglected tears of the Achilles tendon. J Trauma 50：71-78,2001.

12) Wapner KL et al：Repair of the chronic Achilles tendon rupture with flexor hallucis longus tendon tranfer. Foot Ankle Int 14：443-449,1996.

13) 内山英司：膝前十字靭帯損傷のスポーツ復帰．関節外科 30：399-408，2011

14) 内山英司：アキレス腱再建術によるスポーツ復帰　－難治性足部スポーツ傷害の治療－．臨床整形外科 47：735-740，2012

第5章 筆者の行っている手術治療

《第6章》
術後感染

1. 感染予防方法 ・・・・・・・・・・・・・・・・・P92

2. 当科の手術後感染率 ・・・・・・・・・・・・P93

3. 新鮮縫合後の感染に対する処置 ・・・P94

4. 再建後の感染に対する処置 ・・・・・・・P94

5. 他院での縫合術後の残留糸に
   感染が生じていた例 ・・・・・・・・・・・・P95

第6章　術後感染

　巷ではアキレス腱縫合術で感染を生じ、苦労しているという話を聞く。これが手術を回避する理由の1つとなっていると思われる。確かに新鮮断裂手術で感染が生じると、断裂部の融解による組織欠損に陥るので悲惨である。手術することなく断裂したアキレス腱が連続するのであれば、保存治療で十分との感想も肯ける。ただし手術効果は明らかに高いので、特に手術治療の効果を最も損なう感染予防に努めている。

1. 感染予防方法

　術後の感染予防として、まず抗生剤の予防投与を定型的に行う。皮膚消毒は基本的にポビドンヨード消毒液による滅菌を前提に手術が行われている。初回だけの消毒ではなく、術野も頻回に行うことが有効と考え励行している。
　以下に新鮮例と陳旧例に分け、感染予防対策を列挙する。

❶ 新鮮例消毒

- 入院当日：断裂部周辺皮膚をポビドンヨード消毒する。
- 手術前：断裂部周辺をポビドンヨード消毒液でブラッシングする。
- 手術中：10％希釈ポビドンヨード消毒液で頻回な術野の消毒を行う。
  この手術中消毒方法は当科での ACL 断裂再建術に準じている
  （ACL での感染率は 0.18％）。

　具体的な手術中消毒は以下である。

> ・HMB で断裂部をまとめあげた後
> ・パラテノンの修復が終了した時点
> ・腱膜の縫合後、皮膚縫合後

❷ 陳旧例消毒

- **手術の1週間前から自宅でのポビドンヨード消毒を患者に指導し励行する。**
- 方法は入院前の入浴時に、下腿にポビドンヨード消毒を行い3分後に洗い流す。これを自宅で1週間行う。
- Free-Flap は採取後希釈ポビドンヨード消毒液を浸したガーゼにくるむ。
  手術中の消毒は新鮮例と同様である。

2. 当科の手術後感染率

新鮮例の縫合術での感染率は、960例中2例、0.2%であった。保存治療後再断裂に対する形成術の感染は38例中2例、5.2%である。保存治療後再建術の方が感染率が高い。皮膚切開範囲が広いことが影響しているかもしれない。**手術後再断裂を含めた再建術全体での感染率は、130例中7例、5.38%と約26倍の高率になっている。**同じような消毒方法であるにもかかわらず形成術の感染率は非常に高い(表1)。

その理由として、以下のことが考えられる。

- ・再手術であること
- ・皮膚切開が長いこと
- ・比較的年齢が高いこと
- ・ステロイド注射の関与があること

これらのことから感染はhostの皮膚状態が大きく関与していると考えている。皮膚の荒れによる雑菌の増加、皮膚が薄いこと、免疫機能や皮膚の治癒能力の低下があることが考えられる。

そのためさらなる感染予防として、現在では陳旧例の場合は入院前の自宅ポビドンヨード消毒を励行している。この方法は、当科のアトピー性皮膚炎による皮膚トラブルを要している靱帯再建などの手術前消毒法である[1]。

表1 感染例

他院の感染処置	5例	4例	新鮮手術後の残留糸感染
		1例	形成術後の掻爬
	2例	感染し掻爬	ステロイド関与1例
当院感染	9例	2例	新鮮
		7例	再建 RFTF法 3例
			ST腱移植 4例 ステロイド関与3例

3. 新鮮縫合後の感染に対する処置

当院の新鮮例の縫合術後に感染があった2例の年齢は50歳と53歳とやや高齢であった。手術後浸出液が継続し、抗生剤の投与にも抵抗性で感染が顕著となった。

❶ 処置

深部感染のため感染巣の洗浄・掻爬を行った。そして3ヶ月の待機期間を置き、再建術が行われた。1例はST腱移植法であり、1例はRFTF法での再建を行った。

4. 再建後の感染に対する処置

当院の再建術後に感染があったのは130例中7例であり、5.38％と高率である。全例が他院での再断裂後に、再建術を施行した症例である。この7例のうち、RFTF法後には3例が、ST再建後には4例で生じた。手術後一定期間（4〜6週）に感染が明らかとなるものが多い。

❶ 処置

創離開が起これば、直ちに洗浄・掻爬を行う。感染後、病巣の掻爬が行われた場合は、6週間抗生剤を投与する。その後、3ヶ月間感染兆候が無ければ再建術を行っている。皮膚消毒は1週間前より開始する。再建術時の予防投与は感染時の細菌に感受性がある抗生剤を使用するが、多剤耐性菌の場合はバンコマイシンを第1選択にしている。

その結果、1例は移植腱の除去が必要であったが、他の6例では、一部の掻爬のみで移植腱は温存可能であった。感染制圧に長期を要した場合も、アキレス腱機能は獲得され、いずれの場合も片脚ヒールレイズは獲得できていた。新鮮断裂部に感染が起これば、腱組織は融解する。ただし再建術の場合、移植に用いた健常な腱組織は組織融解を起こし難い。移植腱の癒合が進行していれば、移植腱は温存し、感染部位の縫合糸や壊死組織の除去のみで、感染は治癒していた。

❷ 症例（移植腱を除去した例）

　他院で新鮮アキレス腱断裂に対し縫合後、深部感染が生じた。抗生剤の長期投与で沈静化していた。ただし可動域制限が強く残り、手術後 8 ヶ月で踵からの剥離による再断裂を生じた。当院で踵骨に骨孔を作成し ST 腱移植法を行ったが、2 週間後に感染が生じた。術前に感染の既往や、ステロイド注射の既往について申告がないため、感染予防が手薄になった可能性がある。踵に骨孔を作成しているので、踵骨の骨髄炎の合併は避けるため、移植した ST 腱はすべて除去した。6 週間の抗生剤投与後、3 ヶ月待機し抗生剤をしみこませた LK 人工靱帯で再建した。良好な経過であり、ウルトラマラソンに復帰した。

5. 他院での縫合術後の残留糸に感染が生じていた例

　これまでに他院での縫合術後に、残留糸に感染が生じた例を 4 例経験している。

　4 例とも手術後アキレス腱は連続しているが、腱内に感染が遷延している。残留糸の感染であり、糸に沿って瘻孔が形成されている（図 1）。アキレス腱は連続しているので、腱を縦切し、残留糸を除去し、瘻孔壁を掻爬した。

　検出された菌は、多剤耐性表皮ブドウ球菌（Staphylococcus epidermidis）、コリネバクトリウムグラム陽性桿菌（Corynebacterium species）、緑膿菌（Pseudomonas aeruginosa）であった。弱毒菌のため、組織破壊が少なく感染が慢性化したにもかかわらず、腱は連続してしたと思われる。糸の抜去で治癒している。

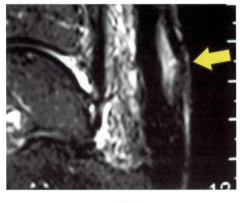
a：矢状面

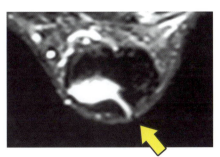
b：水平面

図 1　他院での縫合術後の残留糸に感染が生じていた例の MRI
アキレス腱内部に高輝度陰影があり，瘻孔部が認められる．

参考文献

1）内山英司：当科での膝前十字靭帯再建術における術後感染の調査と感染予防に対する工夫．第87回日本整形外科学会学術集会、2014.5.22-25

第6章 術後感染

《第7章》
術後リハビリテーション

1. アキレス腱断裂に対する術後の
   リハビリテーションの考え方 ······P100

2. アキレス腱断裂に対する術後の
   リハビリテーションの実際 ········P104

第7章　術後リハビリテーション

　手術治療において、本当の意味で患者が満足する良好な結果を得るためには、手術だけでなく、術後のリハビリも重要視しなければならないと筆者は考えている。アキレス腱断裂の治療では、固定性のある手術を行うことに加え、術後の癒着を防止し、筋腱長の延長を起こさず、早期に復帰させることが理想となる。これを達成するために、当院ではこれまで月2回、医師と理学療法士とのミーティングを行い、術後リハビリの考え方と実際について検討を行ってきた。それらをまとめた内容を下記に示す。アキレス腱断裂に限らず、様々な術後リハビリの考え方と実際において参考になるはずである。

1. アキレス腱断裂に対する術後のリハビリテーションの考え方

　アキレス腱断裂の術後のリハビリテーションの目的は、縫合腱を保護しつつ、可動域、筋力、各種動作を総合的に獲得し、早期にスポーツ復帰することにある。このため、術後のリハビリテーションでは、以下のポイントに留意する[1]。

❶ 縫合腱の保護について

　腱の縫合術では、術後、縫合腱の過延長（elongation）を防止することに十分に配慮する。術後4日までは腹臥位での自然下垂底屈角度（図1）でギプス固定し、免荷する。この間に、術後の腫脹はかなり治まり、安静時の疼痛もほぼ消失する。そして、術後5～12日まで足関節軽度底屈位でのヒール付ギプス固定を行う。

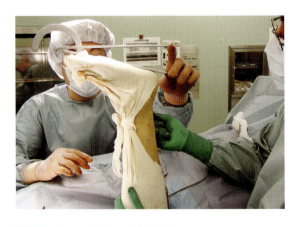

図1 腹臥位自然下垂底屈角度
健側の腹臥位自然下垂底屈角度を測定し，
同程度から数度底屈位になる範囲で腱の緊張を決定する．

❷ 荷重について

術後4日からヒール付ギプスにて可及的早期に全荷重を許可する。我々は過去の研究で、ヒール付ギプスの歩行では、前足部荷重を伴わないため下腿三頭筋の筋活動がほとんど生じないことを確認している（図2）。術後12日でギプスを除去し、日常生活では背屈制限付き歩行装具を装着する。

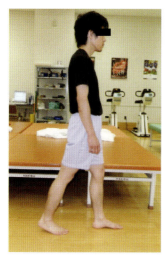
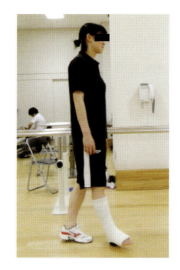

正常歩行　　　　　　　　　ヒールキャストでの歩行

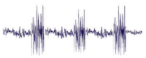

図2　歩行時の下腿三頭筋の筋活動

❸ 可動域 ex. について

可動域ex. はギプスを除去する術後12日から開始する。この時期から、可動域ex. を開始すれば、可動域制限を残すことは少ない。むしろ、筋腱長の過延長を生じないように注意する方が重要である。

可動域の獲得には、「癒着」と「短縮」を分けて捉える必要となる。「癒着」とは組織間の滑走性が破綻した状態をいう。「短縮」とは組織の伸張性が破綻した状態をいう。

本来、腱組織はほとんど伸び縮みしない組織である。このため、アキレス腱縫合術後に可動域を獲得する過程では、短縮した腱を伸張するのではなく、術部（創部や縫合部）周辺の癒着を最小限にしたり、癒着した組織間の滑走を促していくことが重要となる。臨床的には、術部とその周辺組織の表皮

（真皮と皮下脂肪層）、術部直上のヒラメ筋とその腹側部、Keyger's Fadpadとその周辺組織にも癒着を生じやすい（図3）。

このため、可動域ex. 開始時は癒着している組織間の滑走を促す徒手療法や膝関節屈曲位での可動域ex. など行い、縫合部の伸張を回避しながら足関節の可動域を獲得していくことが重要となる。

❹ 筋力ex. について

下腿三頭筋の筋力ex. は術後3週から開始する。筋力ex. 開始時には、縫合腱の伸張を避けるため、筋腱長が短い状態（膝屈曲位・足関節底屈位）での強化を行う。これにより、術部周辺の疼痛や炎症を最小限にすることができる。

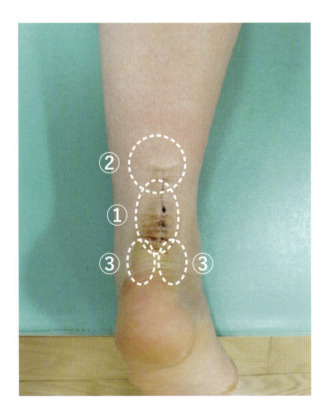

図3　術後に癒着を生じやすい部位

臨床的には、
①術部とその周辺組織の表皮（真皮と皮下脂肪層）
②術部直上のヒラメ筋とその腹側部
③Keyger's Fadpadとその周辺組織に癒着を生じやすい。

❺ 再断裂回避について

　アキレス腱断裂術後の最大のリスクは再断裂であり、術後10週までに起こることが多いといわれている。術後の再断裂は、荷重位での強い伸張ストレスによって生じる。非荷重の状況ではアキレス腱断裂は生じない。このため、再断裂の起こりやすい時期には、荷重位での過度な伸張ストレスを回避することが極めて重要となる。

　こうしたことから、当院では背屈制限付き歩行装具（内山式アキレス腱装具）を着用している。この歩行装具は各症例の獲得した足関節背屈角度より小さい角度で背屈を制限する。このため、獲得可動域を超える背屈を防ぎ、装具着用下での再断裂を防止することができる（図4）。その後、足関節の背屈角度の獲得に伴い、装具の背屈制限を徐々に減らしていく。この装具を装着することで、術後最もリスクの高い時期の再断裂を回避することできる。

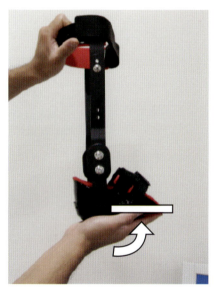

a：獲得可動域を超える背屈を制限する

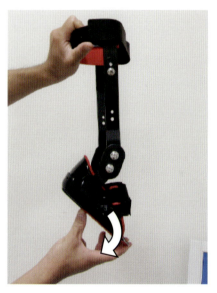

b：底屈は制限しない

図4 背屈制限付き歩行装具（内山式アキレス腱装具）

❻ 各種動作の開始時期について

術後10週を経過し、片脚でのヒールレイズを獲得したら、ジョギングを開始する。当院では、過去にジョギングの開始時に再断裂した例があった。このため、特に、ジョギング開始は注意が必要である。縫合腱の状態、機能的状態（可動域、筋力、歩行など）、臨床症状（疼痛、腫脹、熱感など）を総合的に評価し開始している。ジョギングが問題なく行うことができれば、術後12週で縄跳びなどジャンプ系の運動を徐々に取り入れる。この時期になると、MRI上でも腱組織の成熟がみられることから、徐々に走行、ジャンプ動作の負荷と頻度を増やしていく。術後4ヶ月を経過し、MMT段階5（片脚でのヒールレイズ20回以上可）を獲得していれば、徐々にスポーツ復帰に向けた運動を開始する。術後5ヶ月で元のスポーツへの完全復帰を目標とする。

2. アキレス腱断裂に対する術後のリハビリテーションの実際

当院のアキレス腱縫合術後のリハビリテーションプログラムを（表1）に示す。[1) 3)-6)] 入院期間は約4日である。手術そのものの必要入院期間は2日間であるが、転倒のリスクと本人の希望を配慮し、通常、荷重歩行が可能となる時期（術後4日）で退院することが多い。

本書では、アキレス腱断裂術後早期の過程を把握しやすくするために、術後3週間までのリハビリテーションの経過を映像にまとめている。右記の映像③を参照されたい。

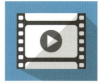

「動画③・アキレス腱断裂術後早期の経過」をご参照ください。

術後1日～

術後翌日からリハビリテーションを開始する。術直後はギプス固定の状態であるが、徒手での足趾の筋力 ex.、膝屈筋の筋力 ex.、足関節背屈筋、内反筋、外反筋の等尺性の筋力 ex. を行う。特に、足趾の運動はアキレス腱前内方にある長母趾屈筋、長趾屈筋の滑走を伴うことから、深部の癒着を予防すると考えられ、疼痛のない範囲で積極的に行っている。膝屈筋の筋力 ex. では下腿三頭筋の収縮を伴うが、縫合したアキレス腱への影響はほとんどない。また、患側の膝関節、股関節の筋力 ex. はもちろん、健側下肢や上半身などの筋力 ex. もこの時期から積極的に行う。

表1 アキレス腱断裂に対する術後のリハビリテーションプログラム1

手術当日	足関節軽度底屈位ギプス固定
術後1日～	足関節背屈・内反・外反筋の等尺性筋力 ex. 足趾の筋力 ex. 健側下肢，上半身の患部外トレーニング
術後4日～	ヒール付ギプスでの歩行 ex.
術後12日～	背屈制限付き歩行装具での歩行 ex. 足関節可動域 ex.（膝屈曲位での自動運動から行う） 組織間の滑走促す徒手療法を指導 タオルギャザーなどによる足趾の運動
術後3週間～	下腿三頭筋の筋力 ex. （筋腱長を短縮させた状態から行う） 坐位でのヒールレイズ
術後5週間～	裸足での歩行 ex.（平地のみ） 両脚ヒールレイズ
術後8週間～	日常生活では歩行装具除去 徐々に片脚ヒールレイズ
術後10週間～	その場ジョギング → 問題なければジョギング
術後12週間～	縄跳びなどの両脚ジャンプ ハーキーステップ ex.
術後3ヶ月間～	ランニング 両脚でのジャンプ動作
術後4ヶ月間～	片脚ジャンプ 受傷機転別の再断裂防止のためのステップ ex. その他ステップ動作
術後5ヶ月間～	徐々にスポーツ復帰

術後4日〜

　ヒール付ギプスに巻き替え、可及的に全荷重歩行ex.を開始する（図5）。
　ヒール付ギプスでの荷重は、下腿三頭筋の収縮がほとんど起こらないため、疼痛や不安感がなければ全荷重歩行を行うことが可能である。

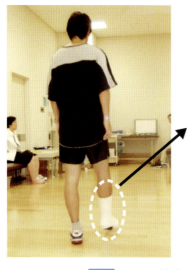
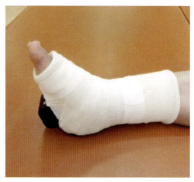
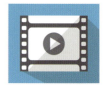

より分かりやすくお伝えするために映像を作成しております。「**動画④・ヒールキャスト歩行（術後4日）**」をご参照ください。

図5　ヒール付ギプスでの歩行ex.
術後4日からヒール付ギプスに巻き替え，可及的に全荷重歩行ex.を開始する．

術後12日〜

　ギプスを除去し、歩行装具を装着する（図6）。歩行装具になると、取り外しが可能であるため、再断裂のリスクが発生する。このことを、各症例に十分説明し、術後8週までの日常生活では、就寝および入浴時以外は必ず歩行装具を装着することを徹底する。

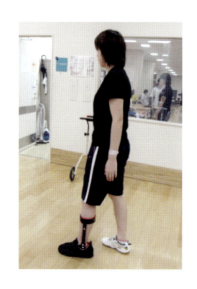
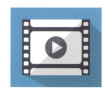

より分かりやすくお伝えするために映像を作成しております。「**動画⑤・背屈制限付き歩行装具での歩行ex**」をご参照ください。

図6　背屈制限付き歩行装具での歩行ex.
背屈可動域の改善に伴い，徐々に装具の制限角度を調整していく．

ギプス除去後、可動域 ex. を開始する。この時期から足関節の可動域 ex. を行う場合、最終的に可動域制限が残ることはほとんどない。むしろ筋腱長が過度に延長しないように注意が必要である。実際に経過の中で、膝屈曲位での背屈可動域制限が残っている時期でも、膝伸展位では背屈可動域が健側を超えてしまう場合も少なくない（図7）。この背屈角度の差は、膝伸展位では縫合部を含めた筋腱長の過延長を意味し、膝屈曲位では術部周辺の癒着が残存していることに起因した制限を意味している。この状態を最小限にするためには、前述した「短縮」と「癒着」の概念を把握し、可動域を獲得していくことが重要となる。

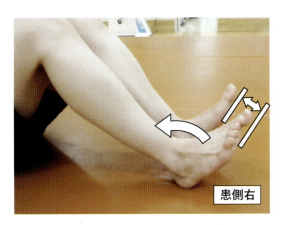

a：膝屈曲位では背屈可動域制限を伴う

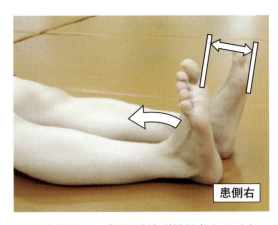

b：膝伸展位では背屈可動域が健側を超えてしまう

図7 術後の足関節背屈可動域

術後早期の可動域制限は筋腱長が短縮しているのではなく、術部周辺が癒着していることに起因する。**特に、創部と皮膚や下腿筋膜間、縫合部と滑液鞘（パラテノン）間、術部直上のヒラメ筋とその腹側部、腱付着部付近とその前方組織（脂肪組織：Keyger's fat pad、足趾屈筋群、滑液包）間などが最も癒着を生じやすいと考えられる**（図8）。これらの部位に癒着がある状態で膝伸展位で可動域 ex. を進めていくと、術部も含めそれより遠位が伸張される。これにより、癒着を残したまま筋腱長の過延長が生じることになる。膝屈曲位では背屈制限を残しても、膝伸展位では背屈が健側を超えてしまう現象もこう考えると説明がつく。こうしたことから、アキレス腱断裂の術後早期の可動域 ex. では、「硬くなったアキレス腱を伸ばしていく」という概念は不要であり、術部周辺や腱付着部周辺の組織間の滑走を促していくことが目的となる。実際の運動としては、組織間の滑走を促す徒手療法、膝関節屈曲位でのマイルドな足関節自動運動、足趾の自動抵抗運動を行う。また、腫脹は組織間の癒着を促す要因となるため、腫脹抑制のために圧迫も施行している。

　この時期の癒着の抑制や改善、腫脹の抑制は極めて重要であるため、下記に各運動と圧迫について説明しておきたい。

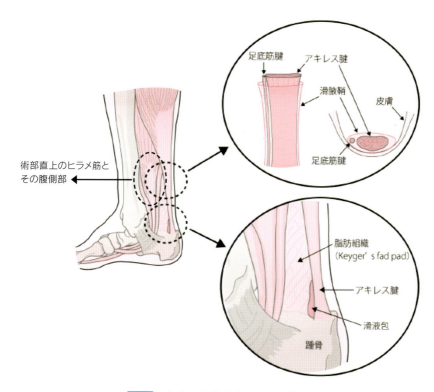

図8　術後に癒着を生じやすい部位

エコーで術後経過を観察すると，創部と皮膚や下腿筋膜間，縫合部と滑液鞘（パラテノン）間，術部直上のヒラメ筋とその腹側部，腱付着部付近とその前方組織（脂肪組織：Keyger's fat pad，足趾屈筋群，滑液包）間などが最も癒着を生じやすい．

組織間の滑走を促す徒手療法（図9）

組織間の滑走を促す徒手療法は、①腱付着部とその周辺組織の滑走（図9-a）、②術部とその周辺組織との内外側の滑走（図9-b）、③術部とその周辺組織が縮む方向への滑走（図9-c）、④術部直上のヒラメ筋の上下方向への滑走（図9-d）の4つである。詳細な施行方法は図9を参照されたい。どれも症例が自身でできるように指導している。

これらの徒手療法は、腫脹や癒着がかなり少なくなるまで継続して行う。当院では少なくとも術後10週までは行うようにしている。

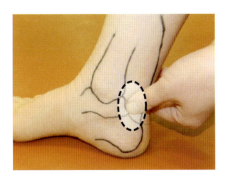

a：腱付着部とその周辺の滑走

アキレス腱付着部前方の組織（主に Keyger's fat pad）を左右・上下に徒手的に滑走させる．

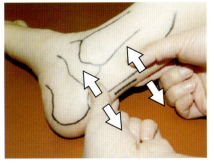

b：術部とその周辺組織との内外側の滑走

創部の上下を把持して，術部とその周辺組織が内外側に徒手的に滑走させる．

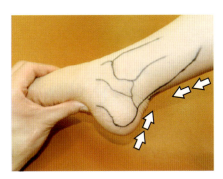

c：術部とその周辺組織が縮む方向への滑走

足関節を底屈することで術部部とその周辺組織が縮む方向へ滑走させる．

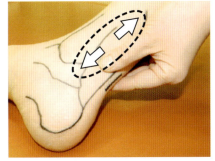

d：術部直上のヒラメ筋の上下方向への滑走

術部直上のヒラメ筋の硬結部を徒手的に上下に滑走させる．

図9　組織間の滑走促す徒手療法

膝屈曲位での足関節自動運動（図10）

足関節底背屈のROM ex. は、原則として筋腱長を短かくした状態で行わせるために膝屈曲位でのみ行う。はじめは、自動運動のみ行う（図10-a）。図9で示したような癒着防止を施行していれば、大半の症例は自動運動のみで良好な可動域の経過を辿る。しかし、経時的に見て背屈可動域の制限が強い場合は、タオルや荷重を利用した自己他動運動を取り入れることもある（図10-b,c）。

また極めて稀ではあるが、術後4週を経過しても膝屈曲位でも伸展位でも足関節背屈に非常に強い制限が残存するよう場合がある。このような場合は、膝屈曲位での自己他動運動に加え、膝伸展位での自己他動運動も取り入れる（図10-d）。

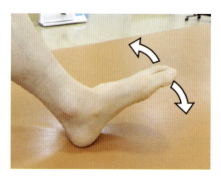

a：自動運動でのROM ex.

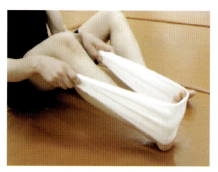

b：タオルを使用した自己他動運動でのROM ex.

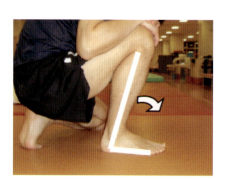

c：荷重を利用した自己他動運動でのROM ex.

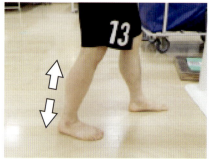

d：膝伸展位での自己他動運動（強固な制限を有する場合のみ行う）

図10 術後12日からの可動域 ex.

はじめは，自動運動のみ行う(a)．ほとんどの症例は自動運動のみで良好な可動域の経過が辿る．しかし，経時的に見て背屈可動域の制限が強い場合は，タオルや荷重を利用した自己他動運動を取り入れていく．

足趾の自動抵抗運動（図11）

ギプスを外した後は、タオルギャザーなどによる足趾の自動抵抗運動を行う。この運動は、足趾の筋力改善より、むしろ足部の腫脹の改善やアキレス腱前内方深部での組織間の滑走を促すことを目的として行っている。

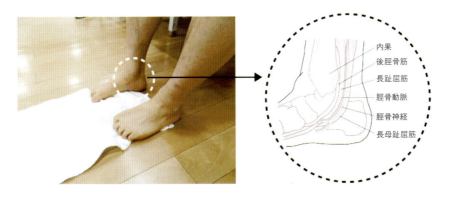

図11 組織間の滑走促す徒手療法

趾の筋力改善より，むしろ足部の腫脹の緩和やアキレス腱前方深部での組織間の滑走を促すことを目的として行っている．

圧迫パッド（図12）

術後にはアキレス腱周辺の腫脹が必発する。腫脹が長く残存すると組織間の癒着を助長する。また、腫脹が長く残存する症例では縫合部の成熟が不良であることが多いという印象を我々は持っている。こうしたことから、腫脹をより早期に改善することは重要な意味がある。

術部周囲の腫脹が強い場合には、弾性包帯による圧迫を施行している。また、アキレス腱付着部前方は、腫脹が持続しやすく、この部位を圧迫できるように工夫している。

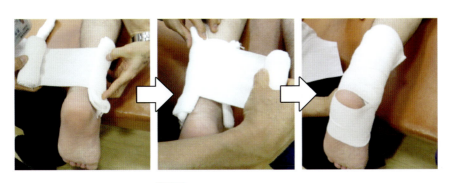

図12 弾性包帯による圧迫

術部周囲の腫脹が強い場合には，弾性包帯による圧迫を施行している．特に，アキレス腱付着部前方は，腫脹が持続しやすく，この部位は癒着を伴いやすい．このため，この部位を圧迫できるように工夫している．

筋力ex.では、足関節の内反筋、外反筋、背屈筋の抵抗運動での筋力ex.を開始する（図13）。特に、内反筋の強化は重要である。本疾患では、荷重動作時に、術部や筋腱移行部の内側部に疼痛を訴える症例は非常に多い。その動作を観察すると、健側と比較し後足部の外反を伴っていることが多い。これにより腱の内側が伸張され、疼痛の原因になっていると考えられる。このため、内反筋の筋力ex.はこの時期から積極的に行い、術後3ヶ月は継続する。

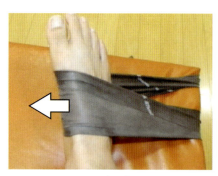

a：内反筋　　　　　　　　　b：外反筋

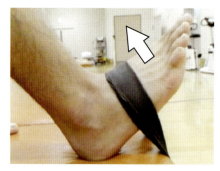

c：背屈筋

図13　筋力ex.

　また、筋腱移行部の内側付近には術後の血腫や硬結が生じやすく（図14）、張り感や疼痛、筋機能低下の要因となる。このため、術創部に注意しながら、この部位の硬結に対するマッサージを行い、疼痛や違和感を緩和させると効率よく筋力強化することができる。

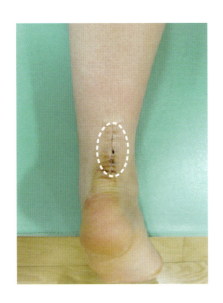

図14 硬結を生じやすい部位
筋腱移行部の内側付近には術後の血腫や硬結が生じやすく，疼痛や筋機能低下の要因となる．

術後3週間〜

　下腿三頭筋の筋力 ex. を開始する。この時期の下腿三頭筋の筋力 ex. は、膝屈曲位で行う。膝屈曲位であれば、筋腱長が短い状態で行うことができるため疼痛を訴えることはほとんどなく、安全性も高い。具体的方法として、タオルやセラバンドなどを用いた非荷重位での抵抗運動を施行し、問題なければ半荷重での座位ヒールレイズ ex. を施行する（図15-a、b）。座位のヒールレイズ ex. は最大底屈位までを反復して行う。これを1分ほど連続して行うと、下腿三頭筋にかなり張り感を伴うまでの強化が可能となる。これを数回行うようにしている。

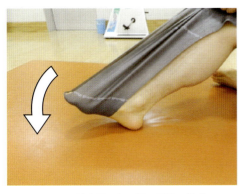

a：セラバンドを用いた下腿三頭筋の筋力ex.

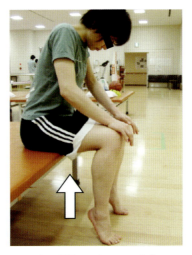

b：座位でのヒールレイズ

図15 下腿三頭筋の筋力ex.
下腿三頭筋の筋力ex.は足関節底屈位のみで行う．

歩行装具の背屈制限角度の調整は必ず医師やセラピストが行い、背屈可動域の改善に伴い徐々に制限角度を調整していく。術後5週までは週に1度は通院させ、歩行装具の角度調整を行うことが好ましい。

また、この時期から装具装着下での自転車エルゴメーターを開始する。自転車エルゴメーターでは、乗り降りに注意する。「患側から跨り、健側から降りる」というルールさえ守れば、再断裂のリスクはほとんどない。

術後4週間〜

術後12日から開始した可動域ex.の経過において、治療者は常に関節可動域と筋腱長の状態を観察し、最終的な時期（復帰時）の筋腱長が適正な長さに仕上がるようにリハビリを行っていくことが大切である（図16）。

個人間の軟部組織の硬さの特性などによっても異なるが、アキレス腱断裂の術後では、術後4週程度で膝伸展位での足関節背屈角度が0度になる筋腱長を目安としている（図17）。この時期にこれ以上筋腱長が延長していると、最終的な筋腱長が健側より延長してしまうことが多い。このように術後経過に応じて、自動運動のみでの可動域ex.を継続したり、図10-b,c のように自己他動運動を取り入れたりするなど適宜治療者が可動域を調整していく。

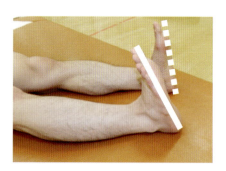
a：健側より筋腱長が延長した状態

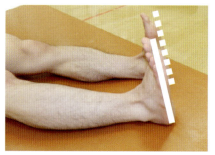
b：健側と同じ筋腱長

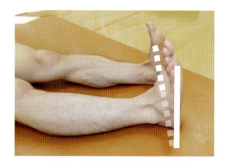
c：健側より筋腱長が短縮した状態

図16 健側と比較した筋腱長

術後経過の中では，常に治療者は関節可動域と筋腱長の状態を観察し，最終的な時期（復帰時）の筋腱長が適正な長さに仕上がるようにリハビリを行っていくことが大切である．

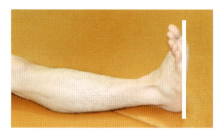
a：この時期の適正な筋腱長

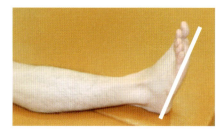
b：この時期では筋腱長が短すぎる

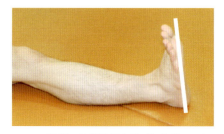
c：この時期では筋腱長を伸ばしすぎている

図17　アキレス腱断裂術後の適正な筋腱長（術後4週の場合）

術後4週程度で膝伸展位での足関節背屈が0度になる筋腱長を目安としている．この時期にこれ以上筋腱長が延長していると，最終的な筋腱長が健側より延長してしまうことが多い．

術後5週間〜

　日常生活では術後8週までは歩行装具を装着するが、平地のみこの時期から裸足での歩行ex.を開始する。はじめは小股で行い、徐々に歩幅を拡げていく。ただし、背屈可動域の回復が遅い症例は、歩行装具装着下での歩行ex.のみを継続して行う。

　また、筋力ex.として、術後5〜6週から両脚ヒールレイズを開始する。この際、図18-aのように、はじめは壁に背をもたれた状態で行うと疼痛やリスクが少ない。徐々に患側への荷重を増やしていく。

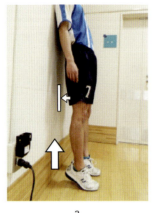
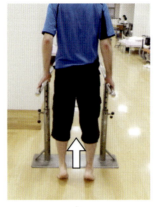

図18 両脚でのヒールレイズ ex.

はじめは，aのように、壁に背をもたれた状態で行うと疼痛やリスクが少ない（足に対して，身体が後方あれば，リスクは少ない）．

術後8週間～

　過度な背屈制限などの問題がなく、両脚でのヒールレイズが左右の荷重に差がなく行えるようになれば、歩行装具を除去する。可能であれば歩幅を徐々に拡げた歩行 ex. を行っていく。

　この時期から徐々に片脚ヒールレイズを開始する。この際、はじめは上肢で支持し、徐々に支持を少なくする（図19-a）。疼痛がある場合、図19-bのように、壁に背をもたれた状態で行うと疼痛やリスクが少ない。片脚ヒールレイズは10～12週で上肢の支持なく行うことを目標にする。

　また、階段昇降やスロープなどの歩行 ex. を開始する。

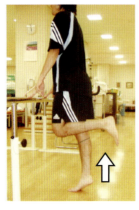
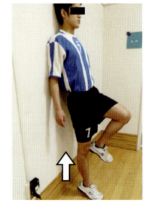

a：はじめは上肢で支持し，徐々に支持を少なくしていく　　b：壁に背をもたれた状態で行うと疼痛やリスクが少ない

図19 両脚でのヒールレイズex.

術後 10 週間〜

　片脚ヒールレイズが可能になれば、ジョギングを開始する。ジョギング開始時は再断裂の危険性があるため、慎重に行う必要がある。縫合部の腫脹がなく、背屈可動域がほぼ獲得され、歩行時の疼痛がなく、片脚ヒールレイズが可能であることを当院では条件としている。ジョギングの開始前に「その場ジョギング」を充分に行い、その後ゆっくりとした速度から開始する（図20）。「その場ジョギング」とは、前進を伴わずに行うジョギングで、下肢への衝撃が少なく、過度な足関節背屈が起こらないので安全性が高い。走行へ移行する際の動作のタイミングやリズムを学習するのに有効である。

　「その場ジョギング」が問題なければ、ジョギングを開始する。**ジョギングはわずかに膝関節を屈曲して行うと再断裂のリスクを少なくすることができる。**はじめからスピードは上げず、1分間ジョギングと1分間ウォーキングを交互に繰返し、これを10セット程度行う。そして、徐々にジョギングの連続時間とセット数を増やしていく。20〜30分程度連続でジョギングが行えるようになったら、徐々にスピードを上げる。

　また、疼痛がなければ、片脚ヒールレイズを積極的に行っていく。

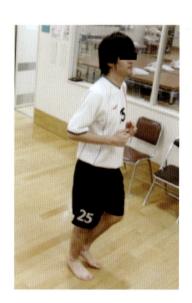

図20　その場ジョギング

ジョギングの開始前に「その場ジョギング」を充分に行い，その後ゆっくりとした速度から開始する．「その場ジョギング」は，下肢への衝撃が少なく，過度な足関節背屈が起こらないので安全性が高い．走行へ移行する際の動作のタイミングやリズムを学習するのに有効である．

より分かりやすくお伝えするために映像を作成しております。
「動画⑥・アキレス腱断裂術後のその場ジョギング」をご参照ください。

術後12週間〜

この時期になるとMRI画像上でもT2強調像高輝度陰影が少なくなり（図21）、腱部の炎症もほぼ消失しているため[1) 3)]、運動強度を上げていく。このため、ジョギングは少しずつ速度と時間を増やしていく。また、縄跳びなど両脚でのジャンプex.やハーキーステップex.（図22）を取り入れる。ハーキーステップex.とは、肩幅よりやや広めに足を拡げ、腰を落とし膝屈曲位で踵をわずかに挙げた状態で、その場ですばやく足踏み動作を行う運動である。大腿四頭筋と下腿三頭筋の強化には、非常に有効な運動である。

この時期から、走行、ステップ、ジャンプ系の運動が開始されるため、疼痛を訴える症例も少なくない。疼痛を訴える部位は、アキレス腱の術部下方部が特に多く、次に術部周囲が多い（図23）。

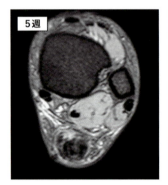
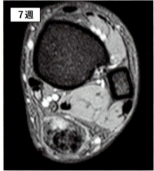
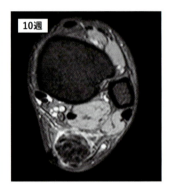

図21 ▶ MRI画像
経過に応じて、T2強調像高輝度陰影が消失していく過程が解る．

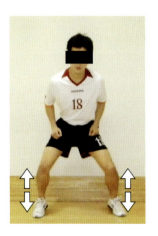
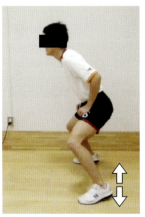

図22 ▶ ハーキーステップex.

ハーキーステップex.とは，肩幅よりやや広めに足を拡げ，腰を落とし膝屈曲位で踵をわずかに挙げた状態で，その場ですばやく足踏み動作を行う運動である．大腿四頭筋と下腿三頭筋の強化には，非常に有効な運動である．

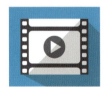

より分かりやすくお伝えするために映像を作成しております。
「動画⑦・ハーキーステップ」をご参照ください。

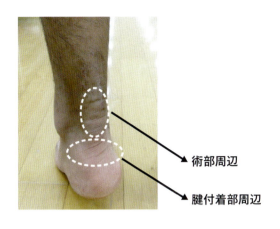

図23 走行やステップ動作の開始時に疼痛が生じやすい部位

疼痛を訴える部位は，アキレス腱の術部下方部が特に多く，次に術部周囲が多い．

　術部下方部の疼痛は足関節背屈位での荷重動作と関連していることが多い．術部周辺にある程度の癒着が残存している場合、足関節背屈位ではアキレス腱の下方部が最も伸張ストレスが集中しやすい状況になる．この状況下で下腿三頭筋の収縮が伴うような動作を行うことで疼痛が生じることが多いと考えている（図24）。実際に術部下方部の疼痛は、ハーキーステップex.など足関節背屈を伴う動作や、歩行時のヒールレイズに遅れを生じているような場合に生じる。

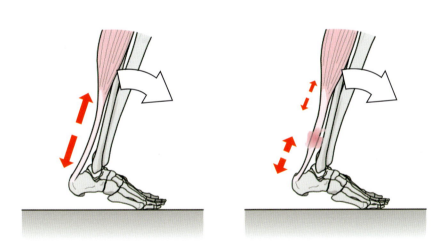

図24 術部上下の伸張の様子

術部周辺にある程度の癒着が残存している場合，足関節背屈位ではアキレス腱の下方部が最も伸張されやすい状況になる．

　また、術部周辺の疼痛はこの時期の負荷量増加に伴う炎症によるものと考えられる。この部位の疼痛は長期間残存することは少なく、負荷量を調整することで疼痛は徐々に緩和することが多い。ただし、術部周辺の癒着が残存している場合は、疼痛が長く残存することもある。

この時期では、ヒールレイズなどの運動も併行して行うが、筋出力のタイミングや感覚を再教育していく上でも、ヒールレイズよりもジョギング、ジャンプ動作、ハーキー・ステップ動作の比率を増やしていく方が好ましい。

また、ジョギングが20分以上行えるようになれば、術後3ヶ月からランニングを開始する。

術後4ヶ月間〜

筋力がMMT段階5（片脚ヒールレイズ20回以上可能）であれば、片脚でのジャンプ動作を開始する。はじめは上肢で支持をしながら垂直方向のみの片脚ジャンプ動作を行い、徐々に左右前後のジャンプ動作を取り入れていく（図25）。

また、この時期から、再断裂予防のためのエクササイズも行う。詳細な指導方法は映像のまとめたので、右記の動画⑧と動画⑨を参照されたい。

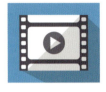

より分かりやすくお伝えするために映像を作成しております。
「動画⑧・再断裂予防のためのエクササイズ1」
「動画⑨・再断裂予防のためのエクササイズ2」
をご参照ください。

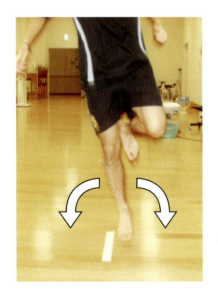

図25 片脚ジャンプ ex.
はじめは上肢で支持し，徐々に支持を少なくしていく．

サイドステップなどを含めた各スポーツの基本練習は、この時期から徐々に開始し、完全復帰に向けて準備する（図26）。

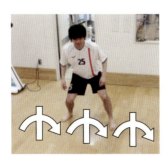
a：反復横跳び

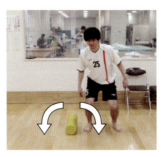
b：左右ジャンプステップ

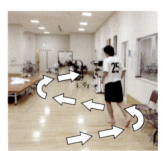
c：ジグザグ走行

図26 ステップ動作 ex.

術後 5 ヶ月間〜

元のスポーツへ完全復帰する。この時期になると、修復した腱組織は成熟し、再断裂の可能性はきわめて低い。しかし、疼痛や腫脹など炎症症状の強い症例や極端に筋力低下がある症例では、腱組織の成熟度が低い可能性もあり、スポーツ復帰は慎重に行う。必要があれば、MRI など画像診断を行った上で、

参考文献

1) 内山英司：アキレス腱断裂の新しい手術法をめぐって．
   Sportsmedicine 91：6-13，2007．

2) 林典雄：膝関節拘縮に対する運動療法の考え方．
   The Journal of Clinical Physical Therapy 8：1-11，2005．

3) 園部俊晴・他：アキレス腱断裂の術後のリハビリテーション．
   スポーツ外傷・障害に対する術後のリハビリテーション 改訂版．
   運動と医学の出版社 2013，pp342-377．

4) 内山英司：アキレス腱断裂に対する手術方法の改良による
   早期リハビリテーションの検討．
   日本臨床スポーツ医学会誌 12：483-487，2004．

5) Uchiyama, E.・Nomura, A.・Takeda, Y., et al.：A modified operation for Achilles tendon ruptures.
   Am. J. Sport Med 35：1739-1743, 2007.

6) 内山英司・園部俊晴：アキレス腱断裂に対する縫合術後の筋力トレーニング．
   臨床スポーツ医学 23：159-165，2006．

《第8章》
再断裂

1. 再断裂例の内訳 ・・・・・・・・・・・・・・・・・P124

2. 再断裂の時期に分けた検討 ・・・・・・P125

3. 考察・・・・・・・・・・・・・・・・・・・・・・・・・・P127

4. まとめ ・・・・・・・・・・・・・・・・・・・・・・・P130

第8章　再断裂

　手術治療にせよ、保存治療にせよ、一定の割合で再断裂が生じている。今回、再断裂例17例を調査し、再断裂の特徴、経過から、再断裂の予防と適切なスポーツ復帰時期を検討してみた。

1. 再断裂例の内訳

　再断裂例17例のうち、9例は当院での手術後に再断裂を生じ、残りの8例は他施設での手術後に再断裂を生じた。
　性別は男性7例、女性10例であった。
　年齢は16歳から59歳（平均33歳）であった。
　スポーツレベルはスポーツを職業としている3例、高校生・大学生5例、レクレーションレベル9例であった。
　初回受傷スポーツ種目は、剣道、テニス、バレーボール、バスケット、陸上、サッカー、ソフトボール、体操、バドミントン、登山、護身術であった。
　再受傷時期は5週から25週、平均13週であった。

❶ 当院での再断裂（表1）

　当科では新鮮アキレス腱断裂手術に対しHalf-Mini-Bunnell法による縫合を行い、統一したリハビリプログラムを使用している。手術後4日もしくは5日で歩行ギプスによる全荷重歩行が開始され、手術後2週間後より可動域exが開始される[2]。2000年4月より2010年10月まで547件の手術が行われ、そのうち再断裂は9例、1.6%であった。
　再断裂した9例は全例全荷重歩行可能で、背屈制限の残存は10度未満となっていた。
　再断裂の時期は片脚ヒールレイズが未達成期間の受傷は3例、片脚ヒールレイズ達成直後の受傷が1例、片脚ヒールレイズが連続して20回可能（MMT段階5）を達成後に受傷したのが5例であった。

表1 当院での再断裂例の内訳

受傷スポーツ	年齢	性別	再断裂期間	再断裂原因	途中経過
テニス	46	M	5w	浅い段差に躓く	
バレー	35	M	6w	雨ですべり階段で背屈強制	
陸上	16	F	8w	2ヶ月自宅で物をよけようとして	
登山	48	F	9w	ジョギング	走行後痛みあり
ソフトボール	28	F	18w	ソフトボール合宿中	MMT段階5となるも、患部腫脹あり
剣道	17	F	21w	剣道	4ヶ月時点で練習後痛みあり
体操	30	M	22w	体操	3ヶ月半で痛みあり
バスケット	33	F	25w	バスケット	創部腫脹の継続
バドミントン	33	M	25w	バドミントン	4ヶ月でヒールレイズ不可

❷ 他施設での再断裂（表2）

　他施設での手術後再断裂では、8例中4例はギプス固定除去後1週間程度での受傷であった。荷重程度、背屈制限程度は不明である。2例は手術後痛みが続いており、14週以降でADL動作中や、軽微な外力で再断裂していた。1例は4ヶ月経過してもヒールレイズが不能の不良例であった。

表2 他院での再断裂例の内訳

受傷スポーツ	年齢	性別	再断裂期間	再断裂原因	途中経過
不明	59	M	5w	躓き	ギプス除去後1w
護身術	45	M	6w	踏み込み	ギプス除去後1w
バレー	39	F	6w	足をついた	ギプス除去後1w
剣道	16	F	6w	足をついた	ギプス除去後1w
剣道	22	F	14w	電車の中での踏みこみ	疼痛の持続
バスケット	21	F	15w	バスケット	ヒールレイズ時痛みがあり不十分
テニス	44	F	16w	不明	手術後4ヶ月ヒールレイズ不可
サッカー	31	M	17w	縄跳び	不祥

2. 再断裂の時期に分けた検討

　再断裂は、概ね保護期間中の受傷と、それ以降の受傷とに分けることができた。さらに保護期間中の受傷は、ギプス固定除去後の足関節可動域制限が強い時期に起こる場合と、ある程度ADLを獲得した時期に分けられた。つまり、保護期早期とその後のADL獲得期である。また保護期間移行は、活動性向上期間とスポーツ復帰後に分けられた。

❶ 保護期早期の再断裂（術後5週から6週）

他施設での4例は、ギプス固定除去後1週間以内に再断裂していた。ギプス固定期間は4週から5週間であった。

❷ ADL獲得期の再断裂（術後5週から8週）

当科手術の3例に認められた。両脚ヒールレイズが可能となり、可動域制限は消失傾向で、全荷重歩行が行われていた。両脚ヒールレイズ ex．期間中のADL獲得時期である。受傷原因は、浅い段差に躓く、階段で滑るなど、不意の動作による不用意な接地荷重によるアキレス腱の伸張による再断裂であった。

❸ 活動性向上期の再断裂（術後9週から16週）

4例に認められた。当科の1例は9週で再断裂した。ヒールレイズが可能となった直後走行開始し、痛みが出現したにもかかわらず、再度走行したため再断裂していた。

他施設の3例は手術後痛みが継続していたという。一定期間経過しADLは獲得していたが、走行が不十分な時期に運動強度を上げた結果、比較的軽微な外力で再断裂している。1例は特に受傷機転はないが、手術後16週経過しても片脚ヒールレイズが不能であった。

❹ スポーツ復帰後の再断裂（術後18週から25週）

当科の5例は、MMT段階5を獲得以降で元のスポーツに復帰後に再断裂していた。

18週で再断裂した例は、患部の腫脹が残存し、MRIでは一部高輝度陰影が残存していたが、直前のオリンピック合宿に参加し、3日目に再断裂した（図1）。

その他3例は、活動性向上期間中でも疼痛の残存や腫脹が継続していた。25週での再断裂はMMT段階5の獲得が遅れていた。MMT段階5以上での再断裂はスポーツに復帰以降の受傷で18週から25週、平均22週であった。

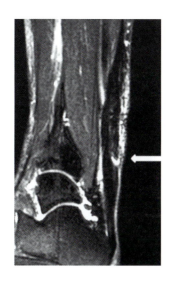

図1 ▶ 18週で再断裂した症例のMRI

3. 考察

❶ 保護期早期およびADL獲得期の再断裂について

　ギプス除去早期の再断裂は、縫合部での治癒が進行していなかった可能性が高い。その原因は縫合部で接着が不十分であったと思われ、その接着不良は手術手技に起因すると考えられる。従来の手術による1本の糸での固定では、瘢痕組織による強度の回復を待たなければならない。ADL獲得期は活動性に応じて装具を着脱していた。治癒の遷延が生じている可能性があるが、再断裂は不意な動作による不用意な荷重による過伸張が関与していた。片脚ヒールレイズが可能となるまでは過大な負荷が掛からないように、ADLでの活動も十分な注意が必要である。この時期は予期せぬ外力からの回避のため、患者教育が肝要といえる。

　またこの時期においては、癒着やそれに伴う可動域制限の影響も大きいと思われる。一般にアキレス腱術後の再断裂は、6～8週に多いといわれている。標準的な手術治療では4～6週の固定期間後に、可動域ex.が行われる。固定によりアキレス腱の腹側、ヒラメ筋の滑走部分で癒着が生じやすい。特に筋腱移行部に近い部分での断裂は、筋組織からの出血のため癒着が起こりやすい。固定が長期になると、癒着のため可動域ex.時に縫合部に強い負荷が生じることが想定される。縫合部の強度が不十分で、かつ関節可動域制限が強ければ、軽微な負荷でも縫合部にストレスが集中し、再断裂の原因となることは容易に想像ができる。そのため、再断裂を恐れるがあまり固定期間が長期になる傾向がある。固定期間が長期になれば、それだけ癒着が進行し可動域の制限が強くなる。これらの解消には断端部の強固な固定を行い、早期の可動域ex.が必要である。

❷ 活動性向上期の再断裂について

　活動性向上期の再断裂は片脚ヒールレイズが不十分である時期に生じている。つまり経過不良であることが多い。治癒の遷延があるため、あまり大きな外力が加わることなく再断裂している。強度の回復が十分検討されず活動性を高めたことが原因であろう。

　アキレス腱は連続し、陥凹もなく、徒手による筋力では一定の抵抗感を示すが、ヒールレイズ回復が不良例の MRI をみると、アキレス腱実質が低輝度陰影とならず、内部に高輝度陰影が残存している。アキレス腱断裂治癒は腱膜周囲から低輝度となるが、手術による腱実質部の接着が不十分であると、治癒が遅れると思われる（図2）。アキレス腱の治癒は血流豊富な周囲の腱膜、パラテノンより修復されている[4]。周辺の治癒が形成されても、内部の治癒が完成しなければ強度は回復しないので、負荷が増大すれば再断裂に到ると思われる。

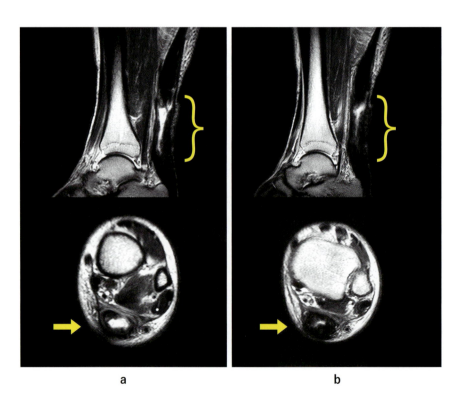

図2　ヒールレイズ回復が不良例の MRI
a：アキレス腱辺縁の低輝度化は進行するものの、中心部に高輝度陰影が残存している。
b：時間の進行とともに、中心部の高輝度陰影が低輝度に改善されている。

当科での手術後筋力の筋力回復到達率をみると、片脚ヒールレイズの平均は12週、ヒールレイズ連続20回（MMT段階5）は平均15.4週である。ただし達成開始時期は2週間の差をもってはじまるが、経過中は4から6週の時間差に広がっている。つまりその達成には個人差が生じていることがわかる（図3）。回復経過には個人差があるので、運動強度の増加にはヒールレイズを参考にした個別のスケジュールを検討することが必要である。

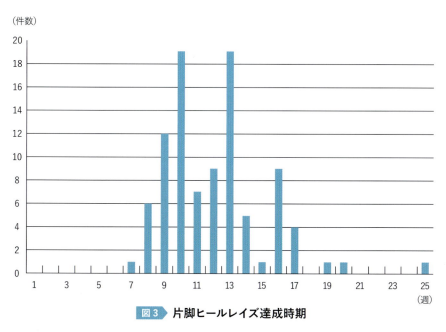

図3　片脚ヒールレイズ達成時期

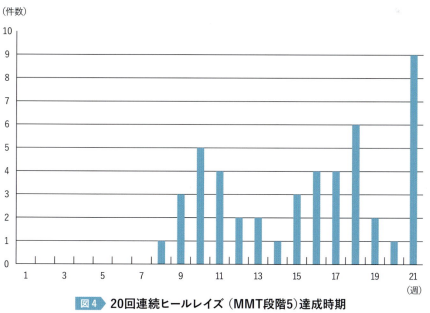

図4　20回連続ヒールレイズ（MMT段階5）達成時期

❸ スポーツ復帰後の再断裂について

　4ヶ月経過後に再断裂したのは5例で、元のスポーツに復帰後再断裂していた。片脚ヒールレイズ可能後は走行も可能となっており、MMT段階5も獲得していた。ただしその過程で腫脹が継続していたり、疼痛が遷延していた。強度は一定程度回復していたが、治癒過程の遷延があったと思われ、患部の症状には注意を払う必要がある。MMT段階5になったとしても、疼痛や腫脹がある場合は、アキレス腱の修復が不十分なことがあることを念頭に置かなければならない。このため、アキレス腱の修復成熟評価には疼痛や腫脹などの残存に注意が必要であり、筋力評価だけではなくMRIによる画像評価で病態を把握することが望ましい。

　治癒過程において一定強度は回復しているものの、脆弱部分の混在があると強度の回復に個人差が生じ、負荷の程度により再断裂していると思われる。ただし、術後7ヶ月を経過して再断裂した例はこれまで経験していない。こうしたことから、術後7ヶ月経過すればアキレス腱の強度は十分回復し、アスリートレベルの運動競技に復帰しても再断裂の可能性はほとんどないと考えられる。

4. まとめ

① 術後6週以下の早期断裂は、縫合手技に起因すると考えられるので、その予防には強固な固定が必要である。また早期可動域 ex. が重要である。

② 術後6〜8週は、不意の動作や不用意な接地などによる予期せぬ外力により再断裂しているので、患者教育が肝要である。

③ 術後9週以降の再断裂は、想定される治癒が働いていないためといえる。回復過程を把握するためには、両脚ヒールレイズ、片脚ヒールレイズ、片脚ヒールレイズ連続20回可能（MMT段階5）を利用すると簡便に機能評価ができ、症例にあったリハビリ処方が可能である。

④ 術後腫脹の継続や痛みを訴える症例に対しては、MRIによる病態を把握し、復帰時期を考慮することが望ましい。

参考文献

1) 銅治英雄ほか：新鮮アキレス腱損傷術後の後療.
Monthly Orthopaedics,22（1）,52-58,2009,アキレス腱損傷の治療―最新情報トスタンダードー, 全日本病院出版社

2) Uchiyama、E.,et al.:A Modified Operation for Achilles Tendon Ruptures. Am J Sports Med.35:1739-1743,2007.

3) 内山英司：アキレス腱断裂に対する手術方法の改良による早期リハビリテーションの検討.日本臨床スポーツ医学12:483-487、2004

4) 内山英司：陳旧性アキレス腱断裂に対し遊離腓腹筋腱膜弁を用いた方法について．日整スポーツ、26（2）：43-47，2007．

5) 内山英司：アキレス腱断裂手術に対する縫合術後の筋力トレーニング.臨床スポーツ医学23：159-165,2006　文光堂

《特別収録》
筆者が行った希少な腱縫合についての最新治療報告

1. 陳旧性後脛骨筋腱断裂に対し薄筋腱の移植を行い
   スポーツ復帰を果たした1例について・・・・・・・・・・・P134

2. 長腓骨筋腱新鮮完全断裂に対し
   Reversed‐Free‐Tendon‐Flap法での治療経験
   ・・P139

《特別収録》
筆者が行った希少な腱縫合についての最新治療報告

1. 陳旧性後脛骨筋腱断裂に対し薄筋腱の移植を行いスポーツ復帰を果たした1例について

はじめに

アスリートの後脛骨筋腱の皮下完全断裂は極めて稀である[1,2]。本件はステロイド誘発性といえる断裂形態であり、変性欠損部が6cm以上に及んでいた。そのため自家薄筋腱を移植し復帰を果たすことができたので手術方法を報告する。

要 旨

25歳男性の某国代表バスケットボール選手に生じた陳旧性の右後脛骨筋腱断裂に対し薄筋腱を移植し、代表選手として復帰した1例を経験した。右足内側の疼痛に対し、3年間にわたり数回のステロイド注射の既往後、後脛骨筋腱の完全断裂が生じていた。後脛骨筋腱の断裂は6cm以上の変性欠損を認めたため、自家薄筋腱を移植した。その10か月後にはバスケットボール練習に参加し、1年6か月時点では、代表選手に復帰し世界大会に出場を果たしている。

以下はその臨床概要である。

症 例：25歳　男性　某国プロバスケットボール選手
　　　　　　　　身長200㎝　体重103Kg

現病歴：2009年より右足内側に疼痛出現、経過中ステロイド注射の既往が数回ある。2012年4月頃より痛み増悪。次第に患部皮下腫脹し、足部アーチの低下が生じたという。2012年8月のMRIでは後脛骨筋腱（以下TP腱）が細くなっていることが判明し、2012年10月にはTP腱の完全断裂が生じたため、手術目的で紹介受診した。

初診時所見：内果後方から遠位下部にかけて腫脹，圧痛を認めた。足部内反・内転の抵抗運動でTP腱のレリーフは触知不能であった。足部は健側に比べ扁平回内位となっていた（図1 a）。MRIでは内果より約4㎝近位に断端

が認められた。遠位の断端は描出されていない（図1b）。数回のステロイド注射の既往があることから、変性断裂と判断した。

手術所見・方法

　2012年11月6日手術施行。MRIの所見より腱は一部欠損していることが予想されたので薄筋腱（以下G腱）の移植を計画し、TP腱断裂部の展開に先立ち腱移植に用いるG腱を採取した。皮膚切開はTP腱に沿い、まず近位断端部を展開した。腱膜を切開すると、TP腱は内果より2〜5cm近位部で変性断裂していた。屈筋腱支帯を温存し、遠位に皮膚切開を追加し展開するとTP腱は舟状骨付着部から2cm程度残した断端となっていた。この間のTP腱のギャップは6cm以上であった（図1c）。遠位端には小さな外脛骨が存在していたためこれを切除した。2重折にしたG腱を固定設置するため、舟状骨に直径5mm、深さ5mmの骨孔を作成した。G腱の遠位部をTP腱近位部の健常部にinter racing縫合した。次に腱の緊張は健側に比べ軽度回外位となるよう長さ調節を行い、5号糸で2重折G腱を舟状骨孔に誘導し、反対側の骨膜上にpull-outし縫合固定した。回外位を保持しG腱近位部を側縫合（1号糸）で重ね合わせ、inter racing部はG腱膜状部で包み込み縫合した（図2）。遠位移植部は舟状骨に固定後、残存している周囲軟部組織に縫合した。

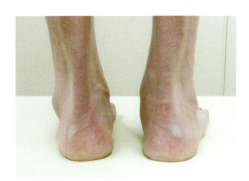

図1a 右足は左比べ扁平回内位である

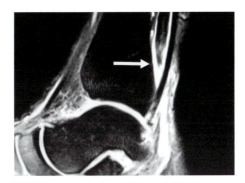

図1b MRI：内果より約4cm近位で後脛骨筋腱は途絶している．

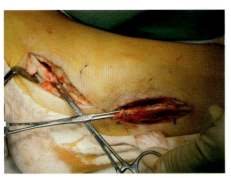

図1c 断端のgapは6cm以上である

経　過

3週間軽度底屈・内反位でギプス固定後ROM訓練を開始した。5週で座位Heel-Raise（以下HR）開始、7週で両脚HR訓練を開始した。2か月後にはその場でのジョギングを開始した。3か月で走行を開始したが舟状骨部痛があるため、この時点でinsoleを作成した。6か月後にはagilityトレーニングを開始した。このころより偏平足の改善がみられた。10か月時点でバスケットの練習参加し、11か月には10分程度のゲーム参加可能となり、その後徐々に活動レベルを上げ1年6か月で代表選手に選出され、その後世界大会、アジア大会に出場している。手術後2年6か月時点では舟状骨部の圧痛が残存しているものの、MMTによるTP筋力、足部・足関節の可動域、HRの高さには左右差は認めていない。

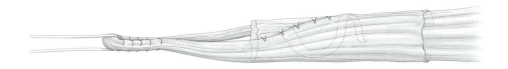

図2a　G腱を2重折とし、G腱の遠位端を後脛骨筋腱近位端にinter-racing縫合した．

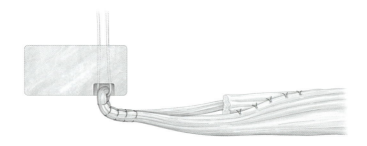

図2b　遠位部を舟状骨骨孔に挿入固定し、G腱膜様部で後脛骨位筋腱近位部を包み込んだ

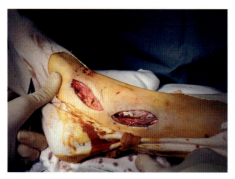

図2c　移植後写真

考 察

　TP腱完全断裂は極めて稀である。中高年での不全損傷の場合は腱の修復術で改善したとの報告はある[2]。しかし、アスリートの完全断裂に対する治療方法は確立されているとは言い難い。TP腱損傷は、ランニング、肥満、ステロイドの局所注射、慢性関節リウマチ等の関節炎等が原因といわれている[3]。変性断裂により欠損部が広範囲の場合は腱移植や腱移行が考えられる。Porterらは長趾屈筋腱（以下FDL）を舟状骨に移行し、さらにTP腱を腱固定し、ハイレベルの競技者で4～6か月で愁訴なく復帰可能であったと述べている[4]。一方奥脇もFDLの腱移行を行い治療しているが十分な筋力の再建は疑問であり、競技復帰は断念させたと述べている[5]。FDLの移行は有効としても、競技者にとり、足趾の屈曲力が喪失することは避けたいところである。また断裂したTP腱の筋力伝達についても可能な限り正常化が望ましい。その点を考慮しFDLを犠牲にすることなく、TP腱本来の機能回復を目指して遊離腱移植を行った。

　本症例は体重103Kgのバスケットボール選手である。疼痛が出現してから3年間に数回のステロイドの局所注射が行われていた。重量級での過度の運動負荷、ステロイド注射の複合的な要因により変性断裂したと思われた。この変性断裂部位は広範囲に及び、正常な腱組織は6cm以上にわたり消失していた。この欠損の影響はステロイドの関与が大きいと思われる。筆者の経験であるが、ステロイド注射誘発性のアキレス腱断裂の場合、一般の陳旧性断裂に見られるような断端部の瘢痕形成や周囲の滑膜肥厚を認めず、凡そ治癒反応が見られない断裂形態である[6]。本件の断裂形態もこれに類似していた。

　ステロイド注射が関与した断裂の場合は腱の損傷範囲が拡大する傾向にあり腱修復術はおよそ不可能なことが多いため、薄筋腱の移植を行った。手術後は内反予防のためinsoleを装着した。扁平足の改善も徐々に見られ10か月でバスケットに復帰でき、軽度の痛みが残存したが、1年半で代表復帰可能であった。復帰後軽度の疼痛の残存はあるものの、FDLを犠牲にすることなく、後脛骨筋筋力も回復可能なG腱による遊離腱移植は有効なTP腱再建術と思われ報告した。

まとめ

　バスケットボール代表選手の陳旧性後脛骨筋腱断裂に対し薄筋腱の移植で良好なスポーツ復帰が可能となった。

　局所注射による影響の関与が高いと思われた。。

　ステロイド局所注射は腱の脆弱化を引き起こし、腱組織の欠損を生じるので危険である。（選手は得られた写真やデータが論文として掲載されることの説明を受け、その内容に同意した）

参考文献

1) Woods, L et al：Posterior tibial tendon rupture in athlete people, Am J Sports Med. 495-498, 1991.

2) Simpson, RR et al：Posterior tibial tendon rupture in a world class runner, J Foot Surg, 22：74-77, 1983.

3) 石田一成ら：中年ランナーに生じた後脛骨筋腱断裂の1例. 関西臨床スポーツ医・科学研究会誌　11：3-4，2000.

4) Porter, DA et al：Posterior Tibial Tendon Tears in Young Competitive Athlete：Two Case Reports. Foot Ankle 19：627-630, 1998.

5) 奥脇透ら：短距離選手に生じた陳旧性後脛骨筋腱断裂の一例. 整スポ会誌 17：45-50，1998.

6) 内山英司：アキレス腱再建術によるスポーツ復帰. 臨床整形外科 47：735-740, 2012.

2. 長腓骨筋腱新鮮完全断裂に対し Reversed‐Free‐Tendon‐Flap 法での治療経験

はじめに

アスリートによる長腓骨筋腱の皮下完全断裂の報告は極めて稀である。一次修復でも治癒可能との報告もあるが、多くは修復が困難であることから腱移行の報告が多い。ただし他の腱を犠牲にする腱移行はアスリートにとってパフォーマンスの低下を引き起こすことが危惧される。しかし単なる縫合では十分な治癒が期待できないと考え、強固な縫合による早期リハビリが可能で、再断裂の危険性を回避する目的で Reversed-Free-Tendon-Flap 法を行った。その結果バスケットボールに完全に復帰することができたので手術方法を報告する。

要 旨

21歳日本女子代表バスケットボール選手に生じた長腓骨筋腱新鮮完全断裂に対して Reversed‐Free‐Tendon‐Flap 法で治療した症例を経験した。練習中に右足関節内反位となり断裂した。外側靭帯不全もなくステロイド注射の既往もない。ただし足関節の形態が7度内反位であり、またスポーツレベルが高いことから、強固な固定と再断裂の防止を考慮し Reversed‐Free‐Tendon‐Flap 法での縫合を行った。その結果8か月で所属チーム練習に復帰し1年6か月後には完全復帰すること。

症　例：21歳　女性　日本代表バスケットボール選手
　　　　　　　身長184㎝　体重75Kg

既往歴：2011年1月　右アキレス腱断裂、手術後6か月で競技復帰を果たしている。

現病歴：2012年12月17日バスケットボール練習中右足関節内反位となり受傷し、12月19日に初診した。数日前より右足部外側の疼痛を感じていたが、それ以前は特に症状は無く活動していた。

現症及び所見：右足関節外果下端部の圧痛・腫脹と、外果後方近位での長腓骨筋腱（以下PL腱）のたるみを触知した。MRIで外果近位部でのPL腱の途絶と弛みが確認できた（図1 a）。X線足関節正面像では、脛骨軸に対し足関節面は90度ではなく7度内反していた（図1 b）。

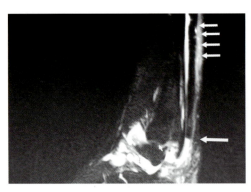

図1a　MRI 腓骨筋腱は→部で途絶している。近位では腱の弛みが認められる→

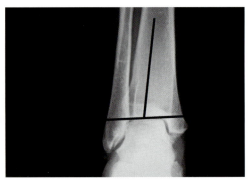

図1b　足関節X線正面像
足関節は脛骨軸に対し7度内反位である

手術所見

12月25日手術施行。皮膚切開は腓骨筋腱に沿い、外果より近位、遠位に分割した。PL腱を制動している上腓骨筋支帯を温存し腱膜を切開した。PL腱は外果から立方骨の下に入り込む際に走行が変わる部位で軽度の変性摩耗を伴い断裂していた（図2a）。断裂部に欠損は殆ど認めていない。短腓骨筋腱は正常であった。

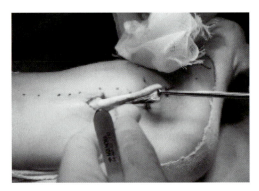

図2a　長腓骨筋腱は完全断裂している

手術方法

断裂部の補強のため、断裂部の橋渡しに健常部分を設置できるよう Reversed-Free-Tendon-Flap 法（以下 RFTF）[1] を応用した。まず近位端を4cmの長さで3束に分割し、各線維束に Bunnell 縫合を行った[2]。その中央部を切離し、free flap とした。遠位断端には slit を入れ、2束に分け Bunnell 縫合を行った。断端部には正常な腱組織で橋渡しとなるよう翻転し遠位端に1号糸で mattress 縫合した。Free Flap と、其々の線維束は Half-Mini-Bunnell 縫合とし、近位束と Free Flap は 1-0 号糸で側側縫合した（図2 b-e）。

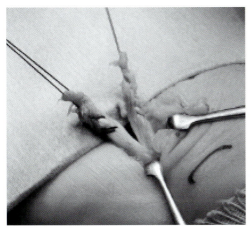

図2b 遠位断端部は2束に分離しBunnell縫合した

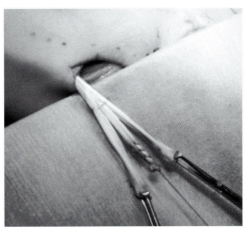

図2c 近位断端部を4cmの長さで3束に分割し、其々にBunnell縫合した

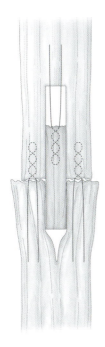

図2d 切離した中央部のFlapを翻転し設置した

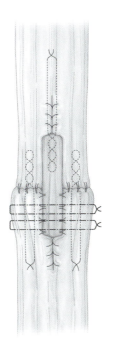

図2e FlapをそれぞれHMB縫合し、遠位端でmattress縫合した

後療法

　3日間のギプス固定後、歩行ギプスに変更し荷重歩行を開始した。更に1週間後には歩行装具へ変更し、ROM訓練を開始した。手術後3週で座位Heel-Raise（以下HR）、4週より両脚HR訓練を開始した。7週には両脚HRが可能となり、3か月で片脚HR可能となり走行開始した。4か月時点

でHR連続20回可能となり練習参加した。6か月半ではHRの高さも回復した。手術後8か月でゲームに部分参加可能となるが、練習後には腫脹が出現し、耐久性は低い状態であった。手術後1年2か月で腫脹消失し、1年6か月で、疼痛・腫脹も消退し完全復帰を果たしている。

考察

　一般的に新鮮断裂でギャップが無ければ端々縫合が行われるが、縫合部の保護の為一定期間、腱が弛緩する肢位での固定が必要となる。断裂断端の単なる縫合は接着部分が限定的といえる。そのため単なる縫合は早期の筋肉活動では縫合糸に過大な負荷がかかり、癒合まで保護期間が長期に必要となる懸念がある。また癒合したとしても、脆弱性の残存も否定できないため再断裂の危険性が払拭できない．それ等を回避するには断端部に健常な組織腱を補てんし腱の接着部位を拡大すれば、縫合糸の結節部と方向を分散させることができるので、縫合部の緊張緩和が期待できる。更に補てんした健常組織腱も断端の応力分散に有利といえる。長腓骨筋腱は足関節底屈、足部外反作用であるので足関節底屈位だけでは緊張緩和に限界がある。強固な固定が可能となれば、断端部の腱を弛緩した状態での長期の固定は不要となる。そこで単なる断端の縫合より、縫合の接触面が拡大でき、健常部を断端の一部に置換できるReversed-Free-Tendon-Flap法は腱の修復に利点が大きいと思われ採用した。腓骨筋腱の縦損傷は手術治療により良好な経過をたどるとの報告は散見されるが[3,4,5]、PL腱の完全断裂治療の報告は少ない。渉猟した限りでは完全横断裂の報告はOs Peroneum部での断裂などで、治療は短腓骨筋腱への腱移行が多い[6,7,8]。端々縫合で改善したとの報告もあるが、糖尿病を有した一般人であった[9]。プロサッカー選手の長・短両腓骨筋腱断裂に対しMarti法により修復し、復帰したとの報告もある[10]。また長・短腓骨筋腱断裂に対し両腱の断端同士の縫合で復帰した21歳のサッカー選手の報告もある[11]。ただし修復をしても治癒しない場合も多いといわれ、完全断裂の場合は短腓骨筋への腱固定や、FDL、FHLの腱移行が勧められている[12]。しかし足部の腱の一部を犠牲にする手段はアスリートにとってパフォーマンスの低下につながると思われるので腱の一次修復が望まれる。ただ変性部での端々縫合では、腱が連続したとしても変性による脆弱性が残り、治癒能力の低下や強度の回復が不十分となることが予想される。更に断裂の原因は繰り返す内反捻挫等の過度のストレスといわれている[8,13]。これらのことから、アスリートにとっては端々縫合での修復では今後の運動負荷で再断裂する可能性が懸念される。そのため競技復帰には強固な固定となり再断裂の危険性が少ない腱縫合方法が必要と

思われた。本件はステロイド注射の使用もなく腱の病的因子の関与もない。また繰り返す捻挫による足関節外側靱帯損傷の既往も無く、内反ストレスX線撮影では距骨傾斜角は正常であった。ただし足関節の形態は、脛骨関節面に対し足関節面は正常の90度ではなく7度内反していた（図1）。この形態は対側も同様であった。この骨形態は運動時、恒常的に腓骨筋腱に大きな負担がかかるといえる。特にバスケット競技ではディフェンス時の横ステップが多いため、内反制御機能を有する腓骨筋の負担が大きい。既往歴として2年前同側アキレス腱断裂している。復帰を果たしているが軽度の下腿三頭筋筋力低下が残存していたことから、下腿三頭筋の軽度の筋力低下の影響により腓骨筋への大きな負荷も断裂に関与した可能性は否定できない。その意味でも足部の腱移行による新たな下腿筋力の低下は避けるべきと思われる。

　本件は変性による腱の脆弱性が有るばかりでなく、脛骨関節面の内反による腓骨筋腱への過大なストレスが加わる事が考えられる。腓骨筋腱断裂はストレスに要する摩耗が断裂の主因と言われていることから単なる縫合では、再断裂の危険性が高いと判断した。そこで腱修復には健常な腱組織で断端縫合部を補強する方法が有用と判断し、筆者が行っている陳旧性アキレス腱断裂の再建方法であるRFTF法を応用した[1]。

　健常な腱組織と言っても正常1/3の太さであるが、治癒過程において断端部の負荷を減少させることが可能となり、移行したFree-Flap部を支柱としての修復が行われることを期待した。その結果手術後の復帰にはやや長期間を要したが、疼痛も消失し、国内リーグに完全復帰した後は再断裂することなく、年間を通して活躍できた。これらのことから高負荷にさらされる腱断裂の縫合方法にRFTFは有用な方法といえる。

参考文献

1) 内山英司：陳旧性アキレス腱断裂に対し遊離腓腹筋腱膜弁を用いた方法について．
   日本整形外科スポーツ医学会雑誌　Vol.26：43-47，2007．

2) Uchiyama E, Nomura A: A Modified Operation for Achilles tendon ruptures. Am J Sports Med 35:1739-1743,2007.

3) Minoyama S, Uchiyama E: Two cases of peroneus brevis tear. Br J Sports Med 36: 65-66, 2002.

4) Saxena,A et al.:Peroneal tendon injuries:An Evaluation of 49 Tears in 41 Patients.J Foot Ankle inc Surg 42:215-220,2003.

5) Steel,M.W et al.:Peroneal Tendon Tears:Return to Sports After Operative Treatment. Foot Ankle inc Surg 28:49-54,2007.

6) Evans,J.D.: Subcutaneus rupture of the tendon of peroneus longus. Report of a case. J.Bone Joint Surg.48B:507-509,1966.

7) Thompson,F.M. et al.: Rupture of the Peroneus Longus. J.Bone Joint Surg.71A:293-295,1989.

8) 芳谷和洋：シングルゴルフプレイヤーに生じた長腓骨筋腱断裂の1例．
   関西臨床スポーツ医・科学研究会誌　10：55-57、2000．

9) Abraham,E.et al.: Neglected Rupture of Peroneal Tendons Causing Recurrent Sprains of the Ankle. J.Bone Joint Surg.
   61A：1247-1248 ,1979.

10) Verheyen , C.C.et al.: Rupture of both peroneal tendon in a professional athlete.
    A case report. Am J Sports Med.28:897-900,2000.

11) Wind W,M. et al.: Peroneus Longus and Brevis Rupture in a Collegiate Athlete. Foot Ankle inc 22:14-143,2001.

12) Stamatis,E.D et al.: Salvage Options for Peroneal Tendon Ruptures.Foot Ankle Clin N Am.87-95,2014.

13) Borton,D.C.et al.: Operative reconstruction after tranverse rupture of the tendon of both peroneal longus and brevis. J.Bone Joint Surg.80B:781-784,1998.

特別収録 筆者が行った腱縫合についての最新治療報告

アキレス腱断裂の治療

2016年9月28日	第1版第1刷発行

- ■ 著者　　　　　　内山 英司
- ■ イラスト　　　　津田 佳彦（津田医療イラスト事務所 ダビンチ）
- ■ 表紙・
  本文デザイン　　河村 洋嗣（POST GRAFF）
- ■ 発行者　　　　　林 福政
- ■ 発行所　　　　　株式会社 運動と医学の出版社
  　　　　　　　　　〒216-0033　神奈川県川崎市宮前区
  　　　　　　　　　宮崎 2-7-51-203
  　　　　　　　　　ホームページ　http://motion-medical.co.jp
- ■ 印刷所　　　　　シナノ書籍印刷株式会社
  ISBN　978-4-904862-22-3

● 本書に掲載された著作物の複写、複製、転載、翻訳、データベースへの取り込み及び送信（送信可能権含む）・上映・譲渡に関する許諾権は、㈱運動と医学の出版社が保有します。

運動と医学の出版社　新刊のご案内

脳卒中後遺症者への ボバースアプローチ
日本人の国際インストラクターが執筆した書籍

基礎編

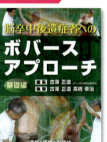

編集：古澤 正道
　　　（ボバース記念病院名誉副院長）

執筆：古澤 正道　髙橋 幸治

第1章　ボバース概念と歴史（古澤 正道）
第2章　姿勢緊張と相反神経関係（古澤 正道）
第3章　姿勢コントロールと運動コントロール（古澤 正道）
第4章　キー・ポイント・オブ・コントロールと支持面（古澤 正道）
第5章　促通（古澤 正道）
第6章　ヒューマンムーブメント（髙橋 幸治）
第7章　ボバース概念におけるシステム理論および
　　　　運動学習理論の捉え方（古澤 正道）
第8章　シナジー（古澤 正道）

体裁：B5変型判　260頁　フルカラー
定価：本体 5,800 円（税別）
ISBN：978-4-904862-19-3

臨床編

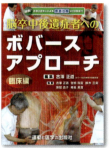

編集：古澤 正道
　　　（ボバース記念病院名誉副院長）

執筆：古澤 正道　曾根 政富
　　　鈴木 三央　掛越 逸子　椎名 英貴

第1章　評価（古澤 正道）
第2章　ボバースアプローチと臨床推論（古澤 正道）
第3章　弛緩と過緊張（古澤 正道）
第4章　脳卒中後遺症者の歩行の治療（曾根 政富）
第5章　脳卒中後遺症者の麻痺側上肢手の治療（古澤 正道）
第6章　脳卒中後遺症者の日常生活活動（鈴木 三央・掛越 逸子）
第7章　脳卒中後遺症者の摂食嚥下障害の
　　　　リハビリテーション（椎名 英貴）
特典：古澤正道本人による患者治療WEB動画の視聴方法

体裁：B5変型判　255頁　フルカラー
定価：本体 5,000 円（税別）
ISBN：978-4-904862-20-9

ボバースアプローチは、ボバース夫妻により開発され、世界で最も普及した中枢神経疾患のリハビリテーション治療概念です。
脳や脊髄といった中枢神経系の可塑性（損傷された神経回路網の修復過程）を活用し、中枢神経疾患に起因した障害をもたれた方々の機能改善をめざす治療です。
ヨーロッパ諸国を中心に、アメリカ、カナダ、ブラジル、南アフリカ共和国、オーストラリア、イスラエル、韓国、中国、日本など世界29ヶ国で国際インストラクターを輩出し、現在もなお治療内容を発展させています。

好評発売中

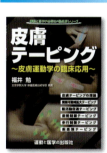

皮膚テーピング
～皮膚運動学の臨床応用～

著者：福井 勉
　　　（文京学院大学 保健医療技術学部教授）

体裁：B5変型判　202頁　フルカラー
定価：本体 5,000 円（税別）
ISBN：978-4-904862-09-4

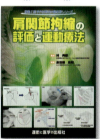

肩関節拘縮の評価と運動療法

監修：林 典雄
　　　（中部学院大学 理学療法学科教授）

著者：赤羽根 良和
　　　（さとう整形外科病院）

体裁：B5変型判　233頁　フルカラー
定価：本体 5,400 円（税別）
ISBN：978-4-904862-07-0

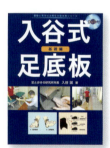

入谷式足底板 ～基礎編～
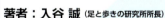

著者：入谷 誠（足と歩きの研究所所長）

体裁：B5変型判　160頁　フルカラー
DVD 付
定価：本体 5,000 円（税別）
ISBN：978-4-904862-02-5

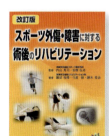

改訂版 スポーツ外傷・障害に対する術後のリハビリテーション

監修：内山 英司・岩噌 弘志
　　　（関東労災病院スポーツ整形外科）

著者：園部 俊晴・今屋 健・勝木 秀治
　　　（関東労災病院中央リハビリテーション部）

体裁：B5変型判　421頁　フルカラー
定価：本体 6,200 円（税別）
ISBN：978-4-904862-08-7

医療・福祉で働く人のスキルアップシリーズ

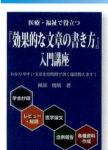

医療・福祉で役立つ『効果的な文章の書き方』入門講座
「医療従事者のための『効果的な文章の書き方』入門」
増補・改訂版

著者：園部 俊晴
　　　（関東労災病院中央リハビリテーション部）

体裁：四六判　166頁　2色
定価：本体 2,000 円（税別）
ISBN：978-4-904862-04-9

わかりやすい文章を短時間で書く秘訣教えます！

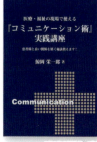

医療・福祉の現場で使える『コミュニケーション術』実践講座

著者：鯨岡 栄一郎
　　　（介護老人保健施設小名浜ときわ苑施設長
　　　　日本コーチ協会認定メディカルコーチ）

体裁：四六判　163頁　2色
定価：本体 2,000 円（税別）
ISBN：978-4-904862-03-2

患者様と良い関係を築く秘訣教えます！

「一般書店」「医療系書店」「amazonなどのネット書店」弊社HP からご注文ください。　**(株)運動と医学の出版社**
http://motion-medical.co.jp　[運動と医学の出版社]　[検索]

運動と医学の出版社 DVD好評発売中!!

入谷式足底板 基礎編
入谷誠が語る～理学療法士への道～

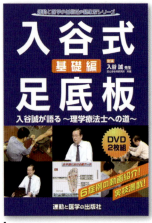

出演 入谷 誠 先生
足と歩きの研究所 所長

多数の有名アスリートがこぞって愛用している「入谷式足底板」の入谷誠先生による人気のセミナー、ついにDVD化！入谷先生の知識と技術、臨床に対する理念が詰まっています！

6症例の動画紹介！実技満載！ DVD2枚組

本DVDは弊社主催「入谷誠が語る～理学療法士への道～＆入谷式足底板・基礎編」セミナー（14.4.20）をもとに作成いたしました

定価（本体7,000円＋税） 収録時間290分（2枚組）

肩関節拘縮の評価と運動療法

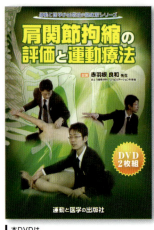

出演 赤羽根 良和 先生
さとう整形外科リハビリテーション科室長

肩関節拘縮の治療技術を高めるには機能解剖の理解が不可欠です！このDVDは本から得られる知識と理解をさらに深めるために役立ちます
——赤羽根良和

  DVD2枚組

本DVDは弊社主催「肩関節拘縮の評価と運動療法」セミナー（2014.1.19）をもとに作成いたしました

定価（本体7,000円＋税） 収録時間214分（2枚組）

基礎から学ぶ 運動器エコー

DVD2枚組

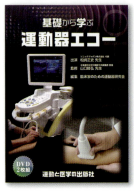

出演 松崎 正史 先生 ソニックジャパン株式会社 代表
監修 山口 睦弘 先生 北海道中央労災病院中央検査部 部長

DISC 1
エコーの基礎と運動器構成体のエコー像
・エコーの基礎
・エコー装置の使い方
・運動器構成体のエコー像
・ライブデモ（筋・腱・靭帯・骨・軟骨・神経・血管）

DISC 2
上肢・下肢のエコー像（疾患別画像とライブデモ）
[上肢]
・肩関節
・ライブデモ（肩関節）
・肘関節
・ライブデモ（肘関節）
[下肢]
・膝関節
・下腿
・ライブデモ（下腿）
・足関節
・ライブデモ（足関節）

定価（本体4,500円＋税） 収録時間136分（2枚組）

超音波画像診断装置（エコー）は近年の飛躍的な画質向上、画像処理能力の進歩により、運動器領域の外来診療においても非常に有用な画像診断ツールであることが認められるようになってきました。今後も超音波診断は着実に確立する方向へ向かっています。このDVDではエコーによる新しい診療スタイルの基礎知識と、エコー装置の使い方の基礎を学ぶ事ができます。

医療・福祉で役立つ『文章の書き方』実践講座

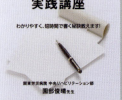

学会抄録、研究論文、症例報告などの作成に大いに役立つと好評のセミナーがDVDになりました。

伝わりやすい文章がスラスラ書ける！

出演 園部 俊晴 先生 関東労災病院中央リハビリテーション部

【収録内容】
第1章 効果的な文章とは
第2章 5つの基本技術
第3章 7つの基礎知識
第4章 文章校正
第5章 医学論文

定価（本体3,000円＋税） 収録時間101分

医療従事者は学会抄録、研究論文、症例報告などたくさんの文章を書くのに、『書き方』を学ぶ時間がなかなかとれません。そこで、伝えたいことをわかりやすく、短時間で書くための技術をお伝えします。書き方を学ぶことが、論理的思考を高め、自分の知識や技術を体系化するのに大いに役立ちます。

「一般書店」「amazonなどのネット書店」「弊社HP」よりお申込み下さい。

http://motion-medical.co.jp 運動と医学の出版社 検索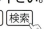

▶ 携帯はコチラから

㈱運動と医学の出版社

運動と医学の出版社　電子書籍

電子ジャーナル『プロフェッショナル・リハビリテーション』

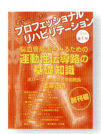

第1号
脳血管障害をみるための
運動性伝導路の基礎知識
著者：古澤正道
（ボバース記念病院名誉副院長）
1,000円（本体）

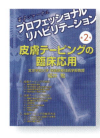

第2号
皮膚テーピングの臨床応用
著者：福井勉（文京学院大学教授）
1,000円（本体）

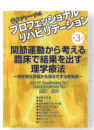

第3号
関節運動から考える
臨床で結果を出す理学療法
著者：宮澤俊介
（M's PT Conditioning 代表
関節運動を考える会 代表）
1,000円（本体）

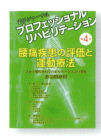

第4号
腰痛疾患の評価と運動療法
著者：赤羽根良和
（さとう整形外科リハビリテーション科室長）
1,500円（本体）

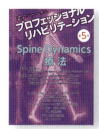

第5号
Spine Dynamics療法
監修：脇元幸一
（医療法人SEISEN理事
清泉クリニック整形外科
スポーツ医学センター施設長）
執筆：尾崎純
（清泉クリニック整形外科静岡
健康事業推進課　課長）
嵩下敏文
（清泉クリニック整形外科静岡
理学診療部　部長）
島谷丈夫
（清泉クリニック整形外科静岡
理学診療部　部長代理）
1,500円（本体）

▲携帯はコチラから

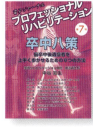

第6号
肩関節の評価と治療
著者：千葉慎一
（昭和大学病院リハビリテーションセンター）
1,000円（本体）

第7号
卒中八策
著者：中谷知生
（宝塚リハビリテーション病院　療法副士長）
1,500円（本体）

以後続々刊行予定

区分け販売

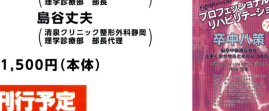

スポーツ外傷・障害に対する術後のリハビリテーション（区分け販売）
監修：内山英司
　　　岩噌弘志（関東労災病院　スポーツ整形外科）
著者：園部俊晴・今屋健
　　　勝木秀治（関東労災病院中央リハビリテーション部）

動画付き

- 膝前十字靭帯（ACL）断裂に対する術後のリハビリテーション　1,714円（本体）
- スポーツ外傷・障害に対する術後リハビリの原則　1,143円（本体）
- 半月板損傷に対する術後のリハビリテーション　952円（本体）
- アキレス腱断裂に対する術後のリハビリテーション　933円（本体）
- 足関節外側靭帯損傷に対する術後のリハビリテーション　762円（本体）
- ジョーンズ骨折に対する術後のリハビリテーション　762円（本体）
- 反復性肩関節脱臼の術後のリハビリテーション　762円（本体）
- 腰椎椎間板ヘルニアに対する術後のリハビリテーション　762円（本体）
- 脛骨跳躍型疲労骨折に対する術後のリハビリテーション　762円（本体）

医療・福祉で役立つ『効果的な文章の書き方』入門講座（区分け販売）
著者：園部俊晴
関東労災病院
中央リハビリテーション部
主任理学療法士

- 効果的な文章を書くための5つの基本技術　714円（本体）
- 「研究論文」の書き方　552円（本体）
- 「症例報告」の書き方　523円（本体）
- 「学会抄録」の書き方　523円（本体）
- 文章校正　361円（本体）

入谷式足底板（区分け販売）
著者：入谷誠（足と歩きの研究所所長）

- 第1章　入谷式足底板の概要　300円（本体）
- 第2章　足の機能解剖　1,500円（本体）
- 第3章　歩行の概要　1,500円（本体）
- 第4章　足底板作製のための直接的評価　1,500円（本体）
- 第5章　入谷式足底板の実際〜基礎編〜　1,500円（本体）

運動と医学の出版社 主催セミナー

　運動と医学の出版社では書籍の販売だけでなく、筆者自身が講師となり、書籍の内容の詳細を伝えるセミナーを開催しています。
筆者自身の説明を聞くことで、活字だけでは得られないことがより深くご理解いただけると思います。
　また、少人数で行う実技セミナーも開催しております。筆者の技術を詳細にお伝えできると考えております。是非、ご参加ください。

セミナーの詳細、お申し込みは下記 URL をご覧ください。

http://motion-medical.co.jp　運動と医学の出版社　検索

◀ 携帯はコチラから

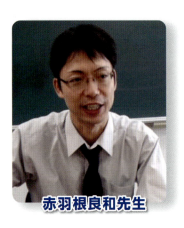
赤羽根良和先生

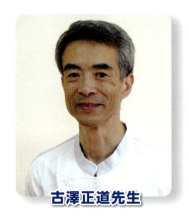
古澤正道先生

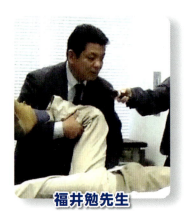
福井勉先生

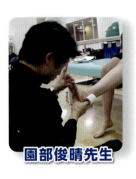
園部俊晴先生

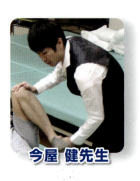
今屋 健先生

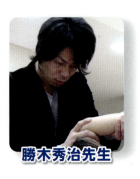
勝木秀治先生

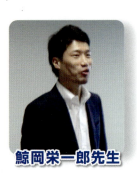
鯨岡栄一郎先生